うつのこころ
抜け出すヒント

生きづらさを抱えたカウンセラーの克服体験

米《こめ》桝《ます》 宏 著

はじめに

うつは他人事ではない

「私は絶対にうつにはならない」

今この本を手にとっている人の中で、うつとは無縁だと思う人もいるかもしれない。うつに限らず精神的な不調は自分とは関係のないことと思う人は少なくないだろう。

また「こころが弱いからうつになる」「病は気から、気合と根性があればうつになるはずがない」、という考えを持っている人は今でも少なくはないかもしれないし、そういったうつに対しての誤った理解をされている方もいるだろう。

しかし、うつはちょっとしたきっかけで誰にでも起こりうるおそれはある。どんなに「こころが強そう」で「元気でうつとは無縁」にみえる人でも調子を崩すことはあるのだ。

私自身もそのひとりであった。子どもの頃は天真爛漫で明るく、家族にも恵まれていた。友人もたくさんいて何不自由せず悩みなどなかった。だが一度も病気になったことがない最愛の父ががんになり、私が15歳の時にこの世を去っていった。

がんと告知されてから2ヶ月、あっという間の出来事であった。当たり前であった家族の日常がなくなり、経済的にも不安定になり私の人生は激変した。

父が亡くなってから私は甘えてはいけない、家族を支えなければ、頑張らなければ、強くあらねばと必死になって生き続けてきたが、25歳の時に限界がきたのだ。うつで何もできなくなり、苦しすぎるが故に生きることすら放棄しそうになっていた。

私を知る家族、古くからの友人らからしてみれば私がうつになるとは思ってもいなかっただろう。私もうつとは無縁と思っていた。だが、突然訪れた父との死は私の人生に大きな影響を与え、うつや生きづらさを長く抱えることになった。

父との死別体験はこころに深く刻み込まれ、悲しみが癒えたように見えても古傷がうずくように今でも傷跡は残っている。

受験、進学、対人関係、就職や転職、昇進、結婚や離婚、出産、引っ越し、親子関係、加齢など、生きていれば誰もが変化を伴うライフイベントを経験する。こういった当然のように訪れるライフイベントで過度にストレスがかかった時、誰にでも心身のバランスを崩すおそれはあるのだ。

たとえ誰もが羨むような人生を送っていたとしても、突然こころの調子を崩すことはある。

そして今、人生100年時代と言われ、これまでの「20年学び、40年働き、20年休む」という「教育、仕事、老後」の3段階の人生プランや常識が通用しなくなって生きている。

終身雇用の崩壊にはじまり、副業や兼業など新しい働き方の推進、グローバリズムやテクノロジーの急激な発展に伴い、猛スピードで変化する環境に適応することが求められる時代でもある。

これから起こるすさまじい環境や社会、経済の変化に対応していく私たちには、これまで以上のストレスがかかるのは容易に想像がつくだろう。

今、日本には110万人以上もの人たちがうつなどの気分障害で医療機関を受診している。10人に1人はうつ病と言われ、潜在的にうつや生きづらさを抱えている人を含めると数多くの人がこころの問題を抱えている。今後もこころの不調を訴える人は増えることが考えられるし、誰しもがうつになってもおかしくない時代だ。うつは他人事ではないのだ。

うつは「こころの風邪」と言われることはあったが、決して薬を飲めばよくなるものではない。改善や治療には時間がかかり、再発や再燃もしやすく、こころの苦しさをずっと抱えている人もいる。どのように克服したらよいかわからず路頭に迷い、治療を諦めてしまう人も多くいるだろう。

私の場合、父の死がきっかけであったがうつになった原因はひとつではない。いくつものストレス要因、うつになりやすい考え方や行動パターンが積み重なった結果だ。コップに水が少しずつ溜まっていって満杯になり、しまいには水が溢れ出すように、ストレスを抱えきれなくなって決壊した時にうつになってしまったのだ。

約10年近くかかってしまったが、うつになってから自身をしっかりと見つめ直し、うつになった生き方や習慣をやめ、自分を大切にした生き方に変えたことが、うつ症状の改善や克服につなげることができたのだ。

自身のうつと共に生きた過程を書き綴り公表することは周りからどのように思われるのだろうと、怖さもある。しかし、私のうつ克服体験を私だけのものにするのではなく、同じようにうつで苦しむ人たちにとって生きるヒントや支え、希望になってほしい。
その願いをこめて、私がうつと共に生きてきた半生をまとめていきたい。

米桝　宏

◆目次◆

第6章　未来へ

序章

退職勧告

「今後のことについて話をしたい。率直な意見としては田舎に帰った方がいい。別の道を模索するのもいい。うちの会社だけが全てではないだろう。もともと心理学を勉強していただろうし、他にやりたいこともあったのだろうから」

私が25歳の7月、新卒入社して2年目の夏だった。人事部長に品川のオフィスから、すぐ近くのホテルのロビーに母と来るようにと言われた。私と母、人事部長、そして社長の4人で面談したい、とのことだった。

母はこの日のために新潟から東京まで出てきた。私が進学で上京してからほとんど東京に来たこともない母であったが、この日ばかりは駆けつけてくれた。母と合流をして、待ち合わせのホテルのロビーでその時を待っている。

ロビーには革張りのソファがゆとりをもって並んでいて、繁華街のような喧騒は感じられず、穏やかな時間が流れている。座ったソファの目の前はガラス張りだ。とても開放感があり、眩しいくらいの日差しが入っている。

ガラスの向こう側には小さな庭園があり、草木が青々と生い茂っている。私と母はソファに座りながら、ただそれを眺めていた。何か言葉を交わすわけでもない。

「これからどんな話し合いになるのだろう。クビになったらもう生きていけない…。」

私は最悪のケースの絶えず考え続けて、もう頭が働かず思考が停止しているような状態であった。焦点も定まらず、放心状態で座っているだけだ。

「いつまでこの重苦しい時間は続くのだろう…」

処刑台の前に立たされているようだ。耐えきれず発狂してしまいそうなくらいに、時が膠着していた。

「どんなに頑張ったってうつが治らない。格差社会、下流社会。クビになったら…どこも不況でもう二度と仕事に就けない。どん底まで落ちてしまう。もう社会にひとりの人として必要とされていない。奨学金も1000万円近くあるのに、うつで働けないだなんて…もう返せない…人生終わった」

「でも弱音を吐いちゃいけない。このままじゃダメだ…もっと頑張らなきゃ。でももう体もこころも動かない、何もできない。苦しみしかない…もう死ぬことしか残された手はない。でも…家族が悲しむから死ぬなんて考えちゃダメだ。耐えなきゃ、耐えなきゃ、生きなきゃ。でも…もうダメ。誰かが俺の命を止めてくれればいいのに…。殺してくれればいいのに…。消えてしまいたい」

何度も何度も、絶望的な未来を反芻していた。ネガティブな考えを止めようとしても、止められるものではない。考えれば考えるほど泥沼にはまり、苦しみや痛み、不安が大きく膨張し続ける。

「死にたい」と思っても死ぬこともできない。反対に「生きなければ」とこころの痛みを無視してまで頑張ろうとする。死にたいと生きたいが綱引きのように引っ張り合い、身もこころもちぎれそうになる。その葛藤がより私を苦しめていく。

ぐるぐるとどうしようもない考えを巡らせていると人事部長と社長がホテルに到着した。社長は人数分のコーヒーを注文して4者面談がはじまった。

私と母は何を話せばいいのかも分からず、重々しい空気の中で居心の悪さを感じながら社長たちが何を話し出すのか待っていた。長い沈黙の後、社長は口を開いた。私たちにストレートな表現ではないが、冒頭の退職勧告を告げた。

「別の道を探した方がいいって…どういう意味なのだろう。私の将来を後押ししてくれているつもりなのだろうけど…結局はうつでクビ。資格もスキルもない、社会人経験もキャリアと言えるほど積んでいない…どうやって生きていけば…。

もうどこもこんな俺を雇ってくれる会社なんてない。心療内科にもカウンセリングにも通って、うつを治そうとできることはやったけど治らない。薬をどれだけ飲んでもよくならない。もう二度と笑って過ごすことなどないのだろう…。働く自信も何もない。生きている意味さえわからない」

人生が終わった。そう信じて疑わなかった。

私は社長の退職勧告を聞き、首を縦にも横にも振ることもなく、呆然と何も反応できなかった。母も隣で背中を丸めて、口を真一文字に閉じて口角を下げながら、唖然とその言葉を聞いているだけだった。

その後、どんな話し合いがされていたのか、どうやって東京の自宅アパートまで帰ったのかは一切覚えていない。

私は24歳で新卒大学を卒業してIT企業に就職をした。しかし、うつになり1年目の12月にドクターストップがかかり仕事を続けられなくなった。3ヶ月間の休職、内服治療をして復職したものの、2週間ももたずに会社に行くことが再びできなくなってしまった。

2回目の休職中は内服だけでなく、外出をしたり、運動や散歩をしたりして体力づくりを試みたが、症状は一切改善せず、むしろ悪くなる一方であった。2回目の休職から復職できなければ、休職期間満了で退職しなければならない状況であった。

解雇通告はある程度覚悟を決めていたが、その事実を受け入れることなどできなかった。

退職勧告を受けてから、もうすぐ10年が経過する。今では内服薬も必要なく、うつ専門カウンセラーとして、同じように生きづらさを抱えている人たちの支援をする側になっている。うつのどん底に落ちていた時には何をやってもうまくいかず、うつの症状は重くなるばかりで何度もこころが折れそうになっていた。ただうつになったとしても生きることは絶対に諦めなかった。うつになったのを誰かのせいにしないで、自分の人生に責任を持つ覚悟をもてるまで向き合い続けた。

この本は「うつのこころ」の理解の促進と「うつから抜け出すヒント」について、私のうつ克服体験をもとに記されたものである。

「人はどのようにしてうつになり、どのような苦しみや痛みがあり、どのようにして乗り越えて生きてきたのか」が書き綴られた、ひとつの克服モデルケースである。

本書を読み進めていく中で、自身の体験と重ねてしまい、気持ちがつらくなる人もいるかもしれない。しかし、この私のうつ物語を読むことで、自分のうつの理解が深まるきっかけになるだろう。私のうつ克服事例を読み、うつから抜け出すヒントを見つけられるかもしれない。

同じようにうつで苦しんでいる人がいることを知り、安心することができることもある。物語を読むだけでも癒しにつながる人もいるだろう。

うつを支える家族、支援者にとってもうつの人の気持ちがありありと理解でき、今後の支援のヒントにつなげてもらえれば幸いである。

第1章

少年時代

何不自由ない子ども時代

1983年、新潟県。私は4番目の末っ子として命を授かった。祖父母、両親、兄、姉2人の大家族の中で育ち、寂しいと思うことは一度もなかった。

居間の掘りごたつを家族全員で囲み、ご飯の時には兄姉と競い合うように山積みになったコロッケやハンバーグを取り合っていたのを今でも覚えている。居間でみんなが集まりテレビを見て他愛もない話をしながら過ごす毎日だった。

私は兄姉によく面倒を見てもらっていて、小学校が終わって家に電話をすれば、誰かしらが車で迎えに来てくれたりしたものだった。ほしいものを買ってくれたり遊びに連れてってくれたり、可愛がってくれることばかりだ。時には兄にプロレス技で投げられて泣きわめいたこともあるし、私が悪いことをすれば兄姉がきちんと叱ってくれた。

祖父母も特段に可愛がってくれた。私は祖父母にべったりで、一緒に畑を耕しながら、野菜がどうやって育つのかを教えてもらっていた。祖母の三輪自転車の後ろカゴにちょこんと乗ってはいろいろなところに出かけたりもした。

父は酒も好き、タバコも好き。真っ黒に焼けた筋肉質の素肌に金のネックレスにブレスレット、指輪をつけて一般的な真面目に働く父親像とは違っていた。

いい学校に行って一流企業に入りなさいというよりも、学校に行こうが行くまいが、自分たちが生きたいように生きることを尊重してくれる人であった。

好奇心旺盛で遊ぶことに関しては天下一品だ。仕事が休みになればキャンピングカーで海に遊びに行き、肌をこんがりと焼いて過ごしていた。ダイエットのつもりではじめた水泳もインストラクターの資格をとり、マスターズ大会で優勝するほど上達し、好きなことにはとことん没頭する人であった。

父は家族を大切にしてくれる人で、たくさん私のことを抱っこやおんぶをして受け止めてくれていたのを覚えている。家族にはとても恵まれていた。

そして友人にも恵まれていた。物心がつく前から一緒にいる幼馴染が何人もいる。互いの家を行き来して、道端で鬼ごっこやかくれんぼとたくさん遊んだ思い出がある。小学校の帰り道でもクラスメイトの家に寄り道をしては、TVゲームをみんなで囲んでエキサイトして笑いあっていた。ふざけて田んぼに入って遊んだり、池で泳いだりと服を汚して帰ることも多く活発な子どもであった。

中学生になってからも人懐っこくて誰とでも仲良くなれるのは変わらなかった。

中学3年の時には応援団長として、運動会や走行会で全校生徒の代表となり、音頭をとることもあった。放課後には友達とバンドについて熱く語り、エレキギターを片手に自慢のフレーズを弾き合っていた。地元の夏祭りになると髪の毛を変えて、祭囃子に合わせながら馬鹿騒ぎをしていた。

勉強も特につまずくこともなく、生きていて悩みや苦しみを感じたことはほとんどなかった。家族、友達、学校、すべてが何も不自由なく楽しい日々であった。

そんな私を側で見守り続けてくれたのが父だ。

放課後にバンド練習があると、バンドメンバー、機材を乗せていつもスタジオまで送迎してくれた。楽器屋に行きたいと言えば、バンド仲間も一緒に引き連れて行ってくれた。

「小腹がすいたな。ひろし、行くぞ」と、夜な夜な近くのラーメン屋に連れて行ってもらった思い出もある。

夏になればプールで自慢の泳ぎを教えてくれた。父のクロールは水をかいて振り上げた手が着水する時にほとんど水しぶきがたたない。穏やかでゆったり水をかいているだけなのに、ぐんぐんぐんぐん、前へと進んでいく。水と一体化し、戯れている光景は今でも覚えている。父は掛け替えのない存在であり、心の拠り所であった。


家族や友達と仲良く過ごし毎日が楽しくいられるのだろう、ずっと続くのだろう、と信じて疑わなかった。大好きなギターにものめり込み、中学卒業後も音楽の道で生きていければどんなに幸せなのだろう、と夢見ていた。


だが、そんな日は長くは続かなかった。

私が14歳の時。父は定期健康診断で異常が見つかり、すぐに入院をすることになった。検査の結果特に目立った病気も見つからず、経過観察で退院となった。父はこれまで一度も病気になったことがなく、私たち家族はすぐ治るでしょう、とそこまで重く受け止めていなかった。

しかし、検査入院から４か月後、再び父は体調不良を訴えて入院をした。母からは胆管炎で

1〜2週間くらい入院して治療をすればよくなって戻って来られると説明されていた。私も「治るのならよかった。親父が病気になるはずもないしね」と思っていたし、予定通りに治療を終えてすぐに退院となった。

退院後もいつものように父は私をプールに連れて行ってくれて、自慢のクロールを教えてくれた。入院前と変わらず無駄な力みがなく、水の中をスイスイと泳ぐ姿に、「病気も治ったし、いつもと変わらず元気みたいだ」と私はホッとしていた。

それから1か月が経つと父は入退院を繰り返すようになった。少しずつ痩せて肌色も悪くなっていく父を見て、「治ったはずじゃなかったの。すぐよくなるって言っていたのに」と、少しおかしいと思いはじめていた。

父の死

ある日、私は母から「台所に来るように」と呼び出された。

母に呼び出されることはこれまでに一度もなかった。

「どうしたんだろう。何か大変なことでもあったのかな」と、疑問を感じながらも「どうせたいしたことないでしょ」と思いながら、台所の暖簾をくぐった。

食卓で母がうつむいて座っていた。唇をぎゅっと結んで、堪えきれない何かを抱えて抑えているようだった。ぴちゃん、ぴちゃんと蛇口から滴る水滴の音が聴こえるくらい、張り詰めた静けさを感じる。

私はテーブルを挟んで母の真正面に座った。母はこちらを見る様子もない。

「どうしたの」と声をかけても、母はじっとうつむいたまま、何も発さない。ただ母の目元には涙が溜まっているようであった。丸めたティッシュで鼻を抑えながら何度もグスッとすすっている。

私はただならないことが起こっているのをすぐに察した。しばらく沈黙が流れ、ようやく母が口を開いた。

「お父さんはね・・・もう長くない」

母はか細い声を震わせながらそう告げて、涙を流した。

「胆管炎と教えられて、もう治っているから大丈夫だと思っていたのになんで…。これからも一緒にいてくれと思っていたのに…」

全く意味がわからなかった。頭の中がぐちゃぐちゃだ。父が死ななければならないだなんて理解できるわけがない。


母が言った言葉全てを撤回してほしくてしょうがなかった。母は少し落ち着いてから、

「実は…お父さんは、がんでもう治らないって言われているの。検査入院した時あるでしょ。その時には胆管炎ではなくて胆管癌ってわかっていて…。癌が進行していて…治る見込みはないからもって数ヶ月だろうって…。

宏以外の家族は全員、長くないことをその時点で知っていて…。宏はまだ小さいから黙っていようと思って伝えていなかったんだけど…」

母は父の病気の真実を明かした。私以外の家族は父の残り時間が限られていることを知っていた。

「何で黙っていたんだよ！　何で嘘ついていたんだよ！　俺が小さいから？　幼いから？　俺だってもう中学3年だよ…同じ家族だよ…何で俺だけ仲間外れにするんだよ！　もう治らない病気なのに胆管炎ですぐ治るとか言うんだよ！

死ぬってわかっていたら…もっと違う時間の使い方だってできたじゃないかよ。この前にプールを一緒に行った時だって…もう治らない病気ってわかっていたら、親父を無理させないようにだってできたのに…」

堰を切ったように母に怒りをぶちまけた。私に配慮して黙っていてくれたことは頭ではわかっているつもりでも、止めることができなかった。母は、「伝えようか迷って。宏が小さかったから言わないことにしたんだ…」と、説明するだけだった。

黙っていたことを謝る素ぶりは見られなかった。

私は怒りや不満をぶちまけて部屋に帰り、父の死に怯えて布団にうずくまっていた。ただ母に怒りを受け止めてほしかった。母に父の病気を黙っていたことを謝ってほしかった。私の気持ちを汲み取り守ってほしかった。

それだけなのに、母は謝ることもなく自分を正当化しているようであった。母は嘘をついて私と向き合ってくれる人ではない、母は私を守ってくれる人でないと不信感が芽生えた瞬間だった。

父の余命宣告から、私は柔らかな表情ができなくなっていた。頬が引きつって強張り、嵐のような思いが頭の中でぐちゃぐちゃと渦巻き続ける。家では「父の死」を一切話してはいけない雰囲気があり重苦しかった。家族らは誰も悲しむ様子も見せず、何もなかったかのように過ごしている。

父には余命を伝えない方針になった。私は父の死について「話してはいけないこと」「忌み嫌われるもの」「悲しんだりしてはいけないもの」と思い込み、弱みを見せないように我慢し続けた。いつものように明るくあらねばならない、平常心でいなければならない、笑顔を振舞うように強がっていた。

「父さんが亡くなったら…どうしたらいいの…助けて…」と、何度も友達に助けを求めようとした。だが、強くあらねばならない、誰にも話してはならないと抱えきれないはずの痛みを飲み込み、父が亡くなることを親友にすら言わずに押し殺し続けた。そうやってネガティブな感情を感じないように押さえ込んで自分を守ることしかできなかった。

お見舞いには毎日のように駆け付けた。1週間、2週間と経つごとに父は痩せ、状態が悪くなっていくのが見るからにわかった。日焼けをして健康的だった皮膚は黄色味がかり、血色も茶黒くくすんでいく。痩せこけて目の周りがくぼみ頬骨が出てくる。

全身はむくみ、お腹は腹水でぽっこりと大きくなっていく。長時間座っていられず横になることも増えていく。楽しみだったご飯も食べられる量が段々と少なくなっていった。


ある日、父は大好きな差し入れ弁当を食べ終えた後、何も言わずに立ち上がってトイレに駆け込んだ。かすかに「おえっ」と吐くような音が聞こえてくる。何事もなかったようにトイレから出てきて「大丈夫？」と声をかけると、父は笑顔を見せて「大丈夫、何ともない」と平静を保とうにしていた。

タバコを吸いに喫煙所まで点滴を押しながらフラフラと歩いていった。

私たち家族は父に正しい病名や余命のことは伝えていない。父も病気が治らないことを勘づいていたかもしれないが、家族に真実を問い正すことは一切なかった。時折、痛みで顔を歪めることがあったとしても家族の前では痛いとも、苦しいともいうことはない。

病気が思うように治らない不安や怒りを家族に当たり散らすこともなかった。


私が15歳の10月。父の余命を宣告されてから２ヶ月が経った。学校が終わってから父が大好きなお弁当を片手にお見舞いに向かった。父はベッドにあぐらをかいてゆったり座り、私たちと何気ない話もできている。目立った状態の悪化はみられていなかった。

今日の様子であれば明日も会えるだろう、と思いながら病院を後にし、その日は眠りについた。

翌朝4時頃、突然、動転した声で起こされた。

「お父さんの容体が変わった。病院に来るようにって。急いで向かうから準備して」

何が起こったがわからないまま、急いで車に乗り込み父の元へ駆けつけた。病室に着くと父は酸素マスクをつけて、苦しそうに喘いでいる。昨日までなかった酸素マスク、心電図モニター、コード類が取り付けられている。

父は意識朦朧としていて、私たちが駆けつけたのものわかっていない。わずかに残る力を振り絞って酸素マスクを何度も外して抵抗しているようだ。何とか息をしようとして、もがいている。

「もう終わりが近づいているのかもしれない…」

徐々に病室内は慌ただしく人が出入りするようになり、家族全員で父を囲って見守っていた。

私は父の左手を握っていた。父は全身を悶えさせて、唸るような声をあげている。喘ぐように息をしながら必死に生きようとしている。

だが、私が握っていた父の左手はだんだんと冷たくなっていった。握っていた父の手の暖かさがすっと急に感じられなくなり、ジタバタさせながら苦しそうにしていた呼吸も止まった。もう、父は動いていない。

「午前7時、永眠されました」

医師はそう私たちにそっと告げた。私はこの手で父を看取った。父の命が消える瞬間をこの手で感じ取ったのだ。病室の窓からは朝日が入り込んでいる。

父は家族に囲まれながら、一生を終えた。

もう動かない父と一緒に自宅に帰ってから、私は何度も父の体に触れて存在を確かめていた。手や足をさすったり、つついたり、ひんやりと硬い肉の感触を確認した。

死後も髭は少しずつ伸び、ジョリジョリとした感触を感じながら、「親父はまだ生きようとしているのかもしれない。本当に死んでしまったのだろうか」と、現実を受け容れることはできるはずもなかった。

父の枕元から離れず、言葉にできない思いを交わし続けていた。

葬儀は町内会館で行われ、中には父の棺、棺の両脇を固めるように花々やぼんぼりが所狭しと並んでいる。会館に入りきれないくらいの父とご縁のある方々が駆けつけてくれている。

棺の扉からは花に囲まれた痩せこけた父の姿が見え、ふっくら見せようとするための綿が口元や鼻に詰められているのもわかる。

「なんで死んでしまったの？　本当にこれが最後なの？」


私はボロボロと涙をこぼすことしかできなかった。頭の中がぐちゃぐちゃになり、現実を受け入れられない。

葬儀を終えて出棺する時には、参列してくれた人たちが沿道にズラッと並んで道をつくり父の最後を見送ってくれた。火葬場に到着すると、父の棺は四角いかまど前に運ばれていく。家族が見守る中、棺はかまどの奥へ、奥へと入れられてガチャンと扉が閉じられた。もうかまどの中は火で覆われているのだろう。これが父との最後の別れだと思うと、涙がとめどなく溢れてくる。

1時間後、父を迎えにいくとそこにはもう生きていた時の姿はなかった。白い骨となり小さく砕かれてまとめられている。もう大好きな父の肌に触れることはできない。一緒に遊びに行くこともできない。背中に飛びついて、甘えることもできない。

安心を与えてくれる大切な人が去り、心の拠り所が無くなった

父は最後まで家族には心配させまいと弱音を吐かなかった。その強さ、優しさが心に焼きついた。私も強くならなければ、と父の姿を追い求めるようになった。

最期のお別れをした日から、私は人前で泣くことがなくなった。泣いてはいけない、弱音を吐いてはいけない、強くあらねばならないと、悲しみを押し殺して明るくいるように心がけるようになった。

亡くなってから知ったことなのだが、父は闘病中に毎日日記を書いていた。何の検査をしたのか、医師からどのような説明を受けたのか、体調はどうなのか、何を食べたのか、誰がお見舞いに来てくれたのかと事細かに記されていた。

父には末期がんであること、余命が短いことは伝えていなかったが、おそらく察していたのだろう。父の日記を読み返してはどんなに苦しかったのだろう、と思いを巡らせることが今でもある。

日記には亡くなる前日までミミズが這ったような字で生きていた痕跡を残していた。

父の日記が途絶えた日から、私の人生は大きく変わっていくことになった。

家族のために生きなければ

父の死から1週間くらいであっただろうか。忌引きで学校を休んでいたが何をしていたのかは一切覚えていない。心にぽっかりと穴が空き、父の死の衝撃が大きすぎて何も感じられないくらい感情が麻痺をしていた。

忌引きが明けてから初めて登校をする日。

「みんなが心配するから悲しい顔を見せてはいけない。かといって元気すぎてもおかしな気がするし。いつも通りにふるまった方がいいのだろうけど、どうしたらいいかわからない」と、足取りが重く友達と会うのも嫌だった。

学校に着くと同級生がすれ違い様に「ひろし、大丈夫か。大変だったでしょ」と言われると、「もう大丈夫だぜ」と明るい声で返した。

しかし、「大変だったでしょ」という一言が、どれだけ悲しんだのかを軽んじられたような気分になった。

「大変だったねってお前に何がわかる。軽々しく言えることじゃない。大丈夫じゃないに決まっているだろう」と、心の中では怒りが爆発する。

父を亡くした痛みがわかってもらえないようで、苦しくてしょうがなかった。私の気持ちはわかってもらえないものなにかもしれない、と漠然とした孤独感をこの頃から抱きはじめた。

父の死から数ヶ月。中学3年間も終わりに近づき進路を決めなければならない。

「親父が死んで稼ぎ手がいなくなったから、もう家にはお金がない。大好きなギターに没頭して生きていければいいけど…その夢も断然せざるをえない。

俺が稼いで家を支えなければいけない。甘えてはいけない、我慢をしなければいけない、贅沢もしてはいけない」

私は、幼い自分を捨て去り家族のために自己犠牲を払うようになった。自分らしく生きることを無意識で排除しようとしていた。進路について家族と話す時があれば、

「別に高校は行かなくてもいい。バイトして、自分の力で稼いでいけばいい。特にやることも

ないし学校で学ぶことなんて何もない。俺は働く。それで家計も支えられればいい」

そう言っていた。しかし、同級生が「○○高校に行こうと思っているんだよね」と、進学の話をしていると、どこかやるせない気持ちがあるのだ。当然のように学校に行ける人を羨ましく思い、進学を諦めざるを得ない状況に心は裏腹であった。

そんな時、クラス担任から教務室に呼び出された。どうせ委員会とかのことだろうと思いながら担任の元へ向かうと、「奨学生募集」と書いてある資料を渡された。

「今日はこれを教えたくて。親を亡くした人を対象にした奨学金があってね。使ってみてもいいのではないかな。あと、これ工業高等専門学校のパンフレット。5年間行って高校と短大の卒業資格がとれるの。卒業すれば就職も確実だろうし。もともと理数系が得意だったから、進学先としてはいいと思って」

担任は、私の家庭状況も鑑みた上で奨学金と進学を提案してくれた。早く稼いで家を支えなければと思っていたが、安定した職に就くために最適な進路であった。

「これだ！　これなら進学できる！　奨学金を使えば家に負担をかけないで学校に行ける」と、

興奮しながら家に帰った。

すぐさま母に、「親を亡くした人のための奨学金があるんだって。これを使えば俺だって進学できる。工業高専に入れれば就職も確実にできるし家を支えることができるから」と、熱弁をふるった。母も進学には了承し、学校推薦を受けて工業高専への進学が決まった。

工業高専は家から車で片道2時間以上かかる。そのため、親元を離れて学生寮に入る必要があった。「別に共同生活くらい、どうにかなるだろう」と思っていた。

だが、寮生活が始まってから厳しい上下関係や規則やしきたりがあることをはじめて知った。

まず毎朝は決まった時間に起床と点呼があるのだ。廊下で上級生にすれ違う時には、一人ひとりに「おはようございます」と大声をあげて挨拶をしなければならない。お辞儀も腰が直角になるくらい深く頭を頭を下げていなければ上級生に呼び出されて諸注意を受ける。

挨拶や返事の声が小さければ「声がちっちぇんだよ」と怒鳴られる。同級生の誰かがお辞儀が浅かったり、横柄な態度をとったり、規範を守っていなかったりすれば毎晩のように連帯責任でしごかれる。

その度に「失礼しました」と全員で謝罪する。声が枯れ、喉から血が出るくらいに大声を出し続け、徹底的に寮のしきたりを教え込まれるのだ。軍隊のようであり、家族に甘やかされて育ってきた私にとっては信じられないような環境であった。

居室も3人部屋で、指導係の上級生と相部屋であった。プライベート空間などなく寮では逃げ場所もない。安心して休むことができるはずもなかった。

週末、実家に帰ることができたが、その度に扁桃腺を腫らして高熱で寝込んでいた。父を失った直後にも関わらず、寮生活に適応しようと無理をして気を貼り続けていた反動が身体に出ていたのだろう。

実家に帰る度に、「こんな規則だらけの生活やっていられるか。学校も寮も辞めてやる。何で自分だけこんなに苦しい目に合わなければいけないんだよ」と、母に責めるような口調で不平不満をこぼしていた。

そうやって自分を守っていた。自分で決めた進路にも関わらず、予想以上のきつさに入学して一か月もたたずに根をあげていた。また、学費の面で奨学金を頼りにしていたので、金銭的な不安は常につきまとっていた。

我が家の収入は母がもらっている年間120万円程度の遺族年金だけであった。

母は、「働いたら遺族年金がもらえなくなるだろうし、子ども（兄や姉の子ども）達の面倒も見なければいけないし」と働きに出ることは一度もなかった。

「年間の授業料が20万円…母に収入がないし、家族に負担させるわけにはいかない。授業料免除の制度があるらしいけど、上位の成績をとり続けなければいけない。同級生もみんな工業高専に来るくらいだから頭がいい。彼らにテストの点数や評価で勝たなければいけない。もし成績が悪くて授業免除の申請が通らなければ、学費を払える余裕はないだろうから…学校を辞めなければならない。そうなったら人生はどうなるのだろう…。負けちゃダメだ、頑張らなきゃ。上位の席次をとれるように寝ている暇なんてない、努力しなければ…」

家に余裕がない中での進学で、恒常的な不安や焦燥感に駆り立てられる。勉強をしたいから、目指したい未来があるから努力をするのではない。授業料が払えず退学を迫られるのを回避するためでに歯を食いしばらなければならないのだ。

同級生は友達である以前に競争相手である。私の生命を脅かす脅威でしかないのだ。安心して学生生活を送れることなど一切なかった。他にやりたいことや楽しみたいこともあっただろう。にも関わらず、自分を押し殺して、体に鞭を打って頑張り続けた。

高専時代の5年間で、40人クラスで成績順位が一桁台前半を維持し、授業料免除を受けられることになったのだが、過度のプレッシャーでこころがすり減っていく。表面的には一生懸命勉学に励み優秀な学生だ。しかし、常にこころは重たく未来さえ描けていなかった。

振り払えない不安、痛み、焦りが常にあった。

母にはこのこころの痛みをわかってほしかった。頑張りすぎてしまう自分を「もう大丈夫だよ」と安心させてほしかった。働いて経済的な不安を解消してほしかった。

しかし、母からは働いて私を守ろうとする意志を感じられず、私は母を頼ることができなかった。

凍りついた悲しみ

高校1年生の8月。嫌々だけれども学生生活も少し慣れてきた頃、自宅に突然キャンプの誘いが届いた。それは私が奨学金を借りた団体が主催するイベントだった。

チラシには〈親を亡くした遺児たちの心の癒し〉を行うようなことが書かれていた。

「なんでそんなキャンプに行かなければならないの？　もう悲しくもなんともないし、傷を舐め合う必要もない。もう立ち直っているからからどうでもいい」

私には参加する気は全くなかった。父の死については向き合う気すらなかった。だが、奨学金を借りて学校に行かせてもらっていることもあり、しぶしぶ参加することにした。

キャンプ当日、ハガキに書いてあった案内通りに最寄り駅に向かうと、改札を出たところでスタッフの大学生たちが「来てくれてありがとう」と元気よく声をかけてくる。

キャンプ場に向かうバスに乗り込むと、同じ年代の高校生がたくさん乗っている。

「久しぶり、元気してた？」と旧友と再会するように、楽しそうにはしゃいでいる人もいる。

初めて参加する私は正直戸惑っていた。

「親が死んでいるのに明るく振舞っている人が信じられない。仲間作りとか気持ちが悪い。友達が欲しいわけではないし、1人でも生きていける。早く帰りたい」

話かけられても一言二言で返し、愛想なく黙っていた。

1時間後、山奥にある宿泊施設に到着した。ホールに誘導され、リーダー役の大学生達が私たちの周りを取り囲むようにして声をかけてきたり、キャンプのテーマソングを歌っていたりしている。

私は大学生リーダー達を「何をそんなに一生懸命に熱くなって」と、冷ややかな目で見ていた。

キャンププログラムは3泊4日で大学生リーダーが3、4人、高校生が10人程のグループで過ごすことになっていた。初日は自己紹介やアイスブレイキング、レクリエーションなど緊張がほぐれるようなプログラムが中心だ。大学生リーダーが班を先導して盛り上げようと一生懸命に関わっている。

周りのメンバーが少しずつ打ち解けていくのがわかるのだが、私はなかなか馴染むことができないまま、初日が終わった。

キャンプ2日目。1日通して「自分史」というプログラムが予定されていた。何をするプログラムなのか聞くと、大学生リーダーは「上手く説明はしにくいけどこれまでの自分を語る時間」とどこかはぐらかされた。

何をするのかピンとこないまま、「自分史」の時間がはじまる。グループメンバーはひとつの部屋に集合した。大きな輪をつくるように座り全員の顔が見える。リーダー達はレクリエーションプログラムで全体を盛り上げ、騒いでいる時とは違い真剣な顔つきをしている。

影響されるかのようにメンバー全員の空気がピリッとしている。進行役のリーダーが隣の人と手をつなぎ、目をつむるように全員に伝えた。


「これから自分史を始めます。ここには同じように親を亡くしたり、または障がいをもってしまった経験をもつ人が集まっています。この時間は自分のこれまでを振り返り、安心をして話をしてもよい時間です。話しても、話さなくてもよいです。もし自分の中で話をしてもいいな、話をしたいなって思ったら教えてください。

誰かがこれまでの大切な話をしてくれている時は、皆さんは真剣にその人の話を否定などせず聞いてあげてください。そして、皆が安心してプログラムに取り組めるように、ここで話されたことは絶対に他には言わないように約束をしてください」

皆で約束事を確認した。

そして、大学生リーダーは続けて、「まずは自分の話をします…」と語り出した。

「私の父は12歳の時に癌で亡くなりました。癌と言われていて、何ヶ月かの闘病の末に亡くなっていきました…」

彼は自分の死別経験を語り出したのだ。どういった経過を辿ったのか、どんな気持ちであったのか、後悔や怒り、すべてを包み隠さずに語っている。他メンバーを見渡すとリーダーの自分史を聴きながら、涙を流してうつむいている人もいる。

あっけからんと表情を変えていない人もいる。一通り語り終わると、

「話したくなったら安心してこの場で話してください。話さなくてもよいです。ここには同じ痛みを抱えた仲間がいます。もし、話したいと思う人がいたら教えてください」

と私たちに伝えた。

次は誰が話すのだろう…。場の空気が停滞し、沈黙が続いているように感じる。とても居心地が悪く、この場から離れたくてしょうがない。私はもう大丈夫だからと忘れ去っていたはずなのに、父が亡くなった時のことを思い出しそうになる。

押し込めていた悲しみが爆発してコントロールを失いそうであった。長い沈黙のあと、グループメンバーが勇気を振り絞って1人、また1人と死別体験を語っていく。淡々と振り返りなが

ら語る人もいれば、嗚咽しながら語る人もいる。

「お父さんは…3歳の時に…癌で亡くなったって言われています…。まだ小さかったら記憶がないけど…」

「私は中学生になってすぐ、親父が突然倒れて。私とお母さんはその場にいたけど…運ばれた時には…」

「父が亡くなってからお母さんが働きに出るようになって。1人でいることが多くて。それが寂しくて…」

何人もの心の叫びを聞いた。私のこころの奥底に封じ込めていた、父の余命宣告をされてからの生々しい記憶と感情がはっきりと蘇ってくる。

「自分史」がはじまった時、私は父のことは絶対に話したくなかった。思い出したくさえなかった。家族ですら父の死について話をしたことがなかったのに、話せるわけなどなかった。父の死は誰かに話してはいけないものと思っていたから尚更だ。

しかし、グループメンバーらが一生懸命に喪失体験を語る様子から、私の心に変化が生まれた。

「同じ痛みをもつ仲間なら…話しても大丈夫かもしれない…誰にもわかってもらえないと思っていたけど、ここでなら…」

私は話すかどうか長い間迷っていたが、気づいたら弱々しく手を挙げ、次に話をすると意思表示をしていた。話そうとしても言葉が思うように出てこない。

何度も喉元にある思いを飲み込む。唇が震えている。目頭のあたりにも熱いものが込み上げてくる。そして僕は消えいるような声で語った。

「僕のお父さんは…中学校3年生の時に…癌で亡くなりました…」

そう言った瞬間、涙が止まらなかった。ダムが決壊したかのように、これまで抑えていた感情が溢れ出て、押し寄せてきた。

思いのままに父へのやりきれない気持ちをぶつけた。泣きじゃくりながら語る私を、グループメンバーは真剣に聞いて向き合い続けてくれた。ありのまま全てを受け入れてもらえたような気がした。

「自分史」を話すことで私は父の死を認めていなかったこと、こんなにまでも悲しみを抱えていたことに気づくことができた。悲しみが大きすぎたから、自分が傷つかないように心の奥底に押し込めて感じないようにしていたのだ。

悲しみが蘇ってくるのと同時に、父がもうこの世にいないという変わらぬ事実に直面せざるを得なかった。

「つどい」に参加して、同じ傷を抱えた仲間がいることを知った。仲間には強がる必要もないし、悲しんでも、泣いてもいいのだと思えてホッとする瞬間でもあった。

自分だけではなくて、仲間がいる安心感がとても嬉しかった。

だが、キャンプが終わり日常生活に戻ると、何気ないことに対して感情的に反応するようになっていた。寮の談話室で友人数人とでテレビドラマを見ていると、病院で家族が伏しているシーンになった。父親役がベッドに横たわり息を引き取ろうとし、娘役に何か別れのメッセージを伝えている。

私はその場面を見ると、父が入院していた時の映像が脳裏に浮かんで、今あたかもその場面に出くわしているかのような感覚に陥った。涙を止めようとしてもこぼれ落ちそうになる。周りにいた同級生にバレないように談話室を飛び出して屋上へ駆け上がった。

屋上には誰もいなかった。真っ暗闇の中、ひっそりと涙を流すことができた。屋上からあたりを見渡すと街灯もなく木々に囲まれていて1人で感傷にひたるには最適な場所であった。

空を見上げれば月明り、星も見える。だが、どこに進めばよいのかわからないほどの宵闇が私を押しつぶした。衝動的に屋上の鉄柵から身を乗り出して下を覗き込みながら、

「ここから飛んだら楽になるだろう。父さんはもうこの世にはいない。死んでしまった。会いたくても会えない。生きている意味がわからない。消えてしまいたい。なんで俺だけこんなに悲しい思いをしなければならないのか。もうこの苦しみから解放されたいのに…」

考えては思いとどまった。この時だけではない、父の死を思い出す度に何度も屋上から下を覗き込んだ。

抑圧していた悲しみに気づくことは、悲しみを受け入れて癒していくためには必要なプロセスでもある。だが、半ば無理やりこじ開けられた感情が暴発して私には抱えきれなくなっていた。それくらい衝撃的なものであった。

「自分は何のために生きているのだろう。誰に頼ったらいいのだろう」

生きる目的を見失っていた。父に会いたいと思っても、会えない現実に無力感を突き付けられる。心の支えであった父の死を認めることは、心に大きな痛みを与えた。

未熟で幼い私にはぽっかり空いた心の隙間の埋め方すらもわからない。漠然とした寂しさや虚しさ、空虚感、私がこの世にいてはいけないような満たされない感覚は日に日に増し、私のこころを蝕んでいった。

抜け出すヒント① 悲しみを受け入れる

私がうつになったきっかけのひとつは父の死だろう。父の余命告知を受けるまで、家が安心できる場所であった。家族に守られ未来に対しても不安を感じたりすることもない。このあたたかい家庭環境がずっと続くと思っていた。

しかし、そうはいかなかった。突然、父が死ぬなんて予想などできるはずもなかった。受け入れられるわけでもない。本当は父に死んでほしくなかったが、その思いも伝えられないまま父はこの世を去っていった。

父が亡くなってから、こころのケアキャンプに行くまで、感情を押し殺して涙を流せなくなっていた。「悲しんではいけない」「弱音を吐いてはいけない」「強くあらねばならない」と、弱い自分を認められなかった。そして、父の死を現実にあったことと受け止めきれていなかった。

喪失体験の衝撃を和らげるために必要な自己防衛的な反応でもある。だが、悲しみや怒りを麻痺させてみないようにすると、感じていないようで心の奥底には鬱積して化膿していたのだ。

私はこころのケアキャンプで父との死別を語り、今までせき止めていた感情を吐き出した。父の死を語ることは、「ああ、こんなに悲しかったのか」「お父さんの死をまだ認めていられなかったのか」と気づき受け入れるきっかけにもなった。

家族の中では父の死について話すことはタブーであったが、時間が経過するとともに「お父さんってこういう人だったよね」「こういうことあったよね」と、家族内で話をしたり、父が遺した日記を読み返したり、父との思い出に触れる機会は増えていった。

父が亡くなった時に感じていた悲しみを感じては涙を流し、言葉に出してみては涙を流し続ける。悲しみや怒りなどの痛みにつながる感情を隠さずに認め、受け入れていったのだ。

そうするととても痛々しかった感情は少しずつ和らぎ、父の死は過去の出来事として受け入れられて、大きく感情が揺さぶられることは減っていった。

第2章

自己否定の中で生きる

根無し草の夢

あんなに嫌だ、辞めると叫んでいた高専生活も5年目。卒業を控え、再び今後の進路について考える時期が迫ってきた。私は就職をしたいのか、進学をしたいのか、そもそも何をしたいのか全くわからなくなっていた。

卒業論文を書くために研究室に配属しなければいけないのだが、どの研究にもあまり面白みを感じられなかった。唯一、興味をもてた下水排水処理システムの微生物の遺伝子について研究することになった。有意義な研究をさせてもらっていると思っていたが、どこか自分は何をしているのだろう…という、空虚感が拭えなかった。

「結局は家族を支えるため、就職するためだけで進学していただけ…。やりたいことを我慢して、自分を犠牲にして生きている…。何で生きているのだろう…」

私は自分の人生を生きていない。家族のため、家計のためだけで進学を決めて、本来の自分を抑え込むことで息ができなくなっていた。焦燥感や不安を常に抱え、生きていてはいけないような感覚もある。

経済的に逼迫した状況での学生生活は綱渡りのようであり、私のこころはすり減っていく。進路は決めなければいけなかったが、まだ就職する自信も気力もなかった。働かなければと選んだ高専進学だったにも関わらず、とりあえず進学をすることにした。

工業高専に残り微生物の勉強を続けながら大卒資格をとり、今後のことは後で決めようと就職を先延ばしにした。しかし、進学が決まっても研究に対しての意欲、興味は一切湧いてこない。

こころここにあらずの状態が続いていた。


「ひとまず進学が決まったけど…これからどうやって生きていけばいいのだろう」

将来に対して憂慮していた時、私の未来を大きく変える出来事が２つあった。

ひとつ目は親との死別のこころのケアキャンプでリーダーとして参加したことだ。毎夏、こころのケアキャンプには参加していたがこの年はリーダー役として後輩たちを受け入れ、支える役割になった。

そして自分史プログラムでは、リーダーとして後輩たちの死別のやり場のない気持ちを受け止めた。自死で親を亡くしたショックを抱えている人、親を亡くしたのを自分のせいにして責め続けている人、親の死がきっかけで人生が変わってしまった人…こころの痛みを抱え続ける後輩たちを目の当たりにし、真剣に聴いて受け止めた。

死別、喪失に伴う悲しみに優劣などは存在しない。私以外にも壮絶な体験をしている後輩たちがたくさんいることに気づかされた。

「私はたくさんの仲間に支えられたお陰で今生きることができている。まだまだ同じように親を亡くして、生きる希望を持てずにいる人たちもいる。

私はそういった人々を支えられるカウンセラーになるために勉強をしたい」

こころの痛みを支え誰かのために生きたい、という思いが自然と芽生えてきた。

そしてふたつ目。友人が自死をした。亡くなる瞬間まで全くそういう素振り、前兆もなく全くわからなかった。葬儀にも参列したが、とても穏やかな表情で眠っていた。

涙が止まらず様々な感情が私の中を駆け巡っていく。私は何故、生きることを諦めて死ぬことを選択したのか理解ができなかった。生きることを止めたくなる程、悩みを抱えているとは想像もできなかった。ただ悲しくて、悔しくてしょうがなかった。

自分で命を殺めたことに対して「馬鹿野郎」と、怒りさえも湧いてきた。悩みを抱え込み、誰にも相談もできず人生に区切りをつける人がいることが衝撃的であった。

「なぜ私だけこんなに苦しまなければならないのか、と悲劇のヒロインになっていたのかもしれない。父を亡くしたけれども支えてくれる仲間がいた。高専にも進学できて友人にも恵まれている。十分、幸せなのではないだろうか。もう癒されているから、今度は私が支える番になれたら…」

これら２つの出来事から、今度は私がカウンセラーとなり、こころを癒す番になりたいと将来の夢がはっきりとしてきた。父が亡くなってからはじめてやりたいことが見つかり、すぐ行動に移した。

決まっていた進学先に辞退を申し入れ、実家に帰った際には母に、

「やりたいことが見つかった。親父が死んでから、ほんとうにつらい時期もあったけど。支えてくれる仲間がいて、自分は何とかここまで生きていくことができた。今度は自分が支える番だし、恩返しをしたい。

心理カウンセラーになるために東京の大学に進学したい。今借りている奨学金だけではなく、給付型の奨学金とか助成を利用すれば何とかなるかもしれない。アルバイトで稼ぐことだってできるし、何とか学費を工面して前に進みたい」

だが、母は眉間に皺を寄せて口角を下げて、困ったような表情をしていた。

「大学に行きたいと言っても。お金だってかかるだろうし、ひとり暮らしもしないとだろうし。そんなにうまくいくものではない。それは…」

と、母は浮かない表情をしている。できない理由を並べ、賛成とも反対ともいえない煮え切らない態度をとり続けている。私は追い求めたい夢が見つかった喜びを理解してほしかったが、「頑張れ」「やりたいことが見つかったのね」と、応援をしてくれる様子はない。

親としての心配なのかもしれないが、私の可能性を信じてもらえなかった。父の病気について本当のことを伝えてくれなかったことや、向き合ってくれなかったことから、私は母を信頼できる親として見られなくなっていたのだ。

「何度言ってもわかってもらえないならもういい。俺は誰に何と言われようとも大学に行くから。あんたが無理って言っていたことを全部実現して、結果を出してやる」

そう決意して進学の意思を固めた。ちょうどそのタイミングで、母から耳を疑うような一言を告げられた。

「それとは別の話でね。兄夫婦が実家に入る予定で話をしていて。古い家を壊して建て替える予定だから。家の建て替え費用もお母さんも少しは出すことになっているのだけど」

信じられなかった。

「建て替えたら自分が過ごした家じゃないし、帰る場所がなくなる。どうして相談なしで勝手に決めるんだよ…いつも大事なこと俺は蚊帳の外、親父のガンが隠されていた時と同じじゃないか。次男だから、いつかは独立しなければならないのはわかっている。俺が実家で生活していないから相談できなかったのもあるかもしれないけど…。まだ実家があるから安心して進学できると思っていたのに。

せめて学生生活を終えて自立するまで取り壊すのを待ってよ。そもそも家を建て替えるお金があるなら、もう少し学費に回して安心させてくれたっていいじゃないかよ。こっちは奨学金借りたり、アルバイトしたり、学費が免除になるように必死になって頑張ってきたのに。建て替えるのはもう少し待ってくれよ」

何度も母に抗議した。しかし、話は聞いてもらえなかった。思い出が詰まった家は、私が寮に戻っている間に取り壊された。立ち会うこともできず、慣れ親しんだ古い実家が取り壊される様子は写真で知らされた。

実家や自分の部屋があることは帰る場所があるという安心感にもつながっていた。実家の取り壊しは父との思い出、こころの拠り所を同時に失うことでもあった。

「母は大事なことをいつも私には伝えてくれなかった。カウンセラーの夢を理解してくれなかった。私に相談もなしに実家の建て替えを決めて居場所を奪った。もう許せない」

もう私のこころの中では母親は存在していなかった。大好きな父ももういない。心理的に両親が不在な状態だ。実家も壊されて帰る場所もない。そんな状態で大学受験の準備がはじまると不安や焦り、虚無感でいっぱいになっていた。

「もう自分には帰る場所もない。頼れる人もいない。どうやって生きていけばいい？　どこに帰ればいい？　俺の居場所なんてどこにもない…。

大学に落ちたらどうしよう。人生終わり、死んでしまうに違いない。絶対に失敗できない、頑張らなきゃ。何とか勝ち上がらなきゃ。もうこれ以上頑張れないけど…今のままの自分じゃダメだ…もっと追い込まなきゃ」


こころの声は鳴り止まない。不安をかき消すかのように受験勉強をし続けた。

講義中も聞いているふりをして机の下で受験対策の問題集に集中した。放課後も図書館にこもって手当たり次第に問題集を解き続けた。工業高等専門学校は普通高校とは異なり、一緒に大学受験をする仲間はいないため孤独との闘いであった。毎日プレッシャーに押しつぶされそうになる。

ただ応援してくれる人は少なからずいた。研究室の担当教員は、

「こめちゃん、明日から研究しなくてもいいよ。もうこれまでやった内容で発表できるものはあるから。その試験勉強を中心に進めたらいいじゃない。頑張れよ」

進学を辞退したにも関わらず背中を押してくれた。クラス担任にも相談をすると「そんなに

甘くはないぞ」と厳しいことを忠告してくれつつも、私の進路について理解を示してくれた。

連日、ブラックコーヒーを何杯も飲み、深夜3〜4時頃まで追い込み続けた。

「失敗をしてはいけない。妥協してはいけない」と、弱音を吐く暇もなく前に進み続けた。浪人という選択肢は考えられなかったし、不合格になることは死を宣告されるような感覚だ。

「奨学金をいくつか借りて、バイトもして。授業料免除の制度だってあるはずだから…大学に行くことは不可能じゃないはず。可能性が少しでもそこにあるのであれば、かけてみるしかない」

私の大学進学は振り返るとかなり無謀なプランであり、一種の博打のようでもあった。未来にわくわくして、希望に満ちあふれていることはない。焦りや不安に駆られて最悪の結果を回避しようとすることがモチベーションなのだ。

不安や焦りがあったとしても絶対にできると信じて進むしかなかった。

しかし思うように成果は出ず、模擬試験ではE判定、合格確率はほとんどない。その度に、「今のままじゃダメだ。もっともっと頑張らなきゃ。落ちたら生きていけない」と睡眠時間を削って鞭を打ち続ける。

卒業を目の前に控えた3月上旬。センター試験の結果から、第一志望の合格可能性は10～20％であった。合格することは難しいだろうが可能性は少なからずあった。

前期試験では小論文試験があったが全く書くことができずに不合格であった。後期試験は面接試験のみであった。面接官に対して父を亡くしたこと、多くの人に助けられたこと、これからは自分がカウンセラーとしてこころを癒したり支える側になっていきたい思いをぶつけた。

「できることはやった。あとは…結果を待つのみ…。」

3月下旬。卒業式も終え4月からの進路も定まっていなかった。同級生は就職や進学で次のステップに進んでいるにも関わらず自分だけ取り残されているようで、胸のあたりがザワザワと落ち着かない。そして試験の合否通知が郵送で送られてきた。

「合格」

開封するとその2文字が目に飛び込んできた。思わず立ち上がり、両手をあげて大きな声で「よっしゃー」と、叫んだ。母も通知結果を開封する瞬間に隣にいた。薄っすら涙を浮かべているようにも見える。

「母も喜んでくれているのかな」と、思いつつも母への不信感は一切拭えなかった。

順風満帆に見えるかもしれないが、内心は生き延びるためのサバイバルだ。父の喪失、実家の取り壊し、母の頼りなさと不信感から私は安心を感じたことがない。学費は奨学金頼りで逼迫し、生きられなくなるのではないかという不安や恐怖と常に隣り合わせだ。

実家が取り壊され、帰る場所はないと片道切符のつもりでの大学進学であった。本心はまだ両親に甘えていたい、守ってもらいたいにも関わらず、自立を急ぎすぎたことが、私のこころをさらに苦しめていく。

死別の悲しみも癒えぬまま、誰にも頼らず自分の力だけで生きていかなければ、と過剰に頑張りすぎていたのだ。

劣等感

20歳の4月から東京での大学生活が決まった。私の家族は誰も大学や専門学校に行ったこともない。地元以外で生活をした経験が全くない。都会での生活をはじめるにもどこをあてにしたらよいのかさっぱりわからない。

大学合格を高専の担任に報告をすると、

「住むとこは決まったのか？　先生の古くからの友人が大学の近くで不動産屋をやっている人がいるからそこを訪ねてみなさい。Ｔさんには先生からも連絡しておくから」

と、助け舟を出してくれた。

私はすぐＴさんに電話をし、翌日には東京に向かった。Ｔさんの運転する車でいくつか物件を見て回り、住む場所を決めることができた。Ｔさんは私の経済的に余裕がない家庭状況も知って下さっていた。契約時には家賃を安く設定してくれ、新生活準備で必要なものも一緒に見て回って揃えてくれた。Ｔさんのおかげで、寝る場所の確保と最低限の家電は揃えることができた。あとは体ひとつ、東京に乗り込むだけだ。

私の場合はこうやって頼れる場所を紹介してもらえありがたかった。すでに成人にもなっていたので、賃貸物件の契約くらいは自分でできなければおかしい、と思っていた。

実際に、上京の際には家族はノータッチであった。一般的な家庭であれば両親も一緒に不動産を探したり、契約手続きをしたりするかもしれない。親が学費を払い、仕送りで生活をバックアップしてもらえる人もいるだろう。20歳、30歳になっても親の手を借りる人もいるが…私は大人にならなければと急ぎ過ぎていた。

2004年4月。実家から布団を1セットだけ送り、あとはわずかな現金を握りしめて東京での生活がはじまった。生活の準備として使える費用は10万円。その中で洗濯機から冷蔵庫、電子ジャーに身の回りの細々したものを揃えていかなければならない。

「できる限り食費、生活は抑えないと。流行りの家具や日用品も気になるけど…いちばん安くて最低限のものにしなければ。これが必要だけど…いらないかもしれないし…。使わなかったらどうしよう…。買ってもいいのかなぁ…無駄な出費になったらよくないし…これもあったら便利だと思うけど…買ったら無駄遣いで悪い気がするし…」

と、100円、200円の買い物でもあれこれ思い悩む。15分、30分と迷い時間が過ぎていく。

気になる商品を見にお店と家を何度も行ったり来たりしてしまうこともあった。何てことのない買い物ひとつでも優柔不断になり、ああでもないこうでもないとストレスがかかっていた。この頃から節約生活が信条でもあり、私は豊かになってはいけない、贅沢をしてはいけない、と厳しく節制を強いるようになっていく。

そして大学生活がはじまった。キャンパス内の桜は歓迎するように咲き誇っている。初めて会う同級生との出会いに心踊るようなワクワク感でいっぱいであった。校内でのお花見、新入生歓迎会、サークル活動…新鮮なキャンパスライフが目の前にあり楽しそうでもある。

突然の進路変更にも関わらず、大学合格の結果を手に入れたことで浮かれそうであったが、私には心理カウンセラーになるという明確な目標があった。

「ひとまず奨学金をいくつか応募して、アルバイト先も探さないと…。授業料免除を受けられるかどうかもわからないし大学４年間通えるように生活の基盤を作らないと…」

学生生活を楽しむことは二の次、三の次、むしろ考えたこともなかった。毎日インターネットや学内掲示板から、どのような奨学金があるのかチェックをした。条件がよいものがあればすぐ願書を書いて、いくつかの奨学金を申し込んだ。

もともと借りていた奨学金に加えて更にふたつの奨学金受給が決まり、毎月15万円の資金を確保した。

最寄り駅近くの居酒屋でアルバイト募集の看板を見つけ、すぐ電話をして採用が決まった。学校に行きながら効率よく働くことができ、まかないで食費を浮かせられることができることが決め手であった。

学校が終わってから日付が変わる頃まで働き、毎月10万円弱を生活の足しにした。年間の授業料も支払う余裕はなかったため、授業料免除制度をこれまでのように申請した。授業料免除が認定されるには家庭内所得が低いことに加えて成績が優秀であることが求められる。

「全教科で最高評価をとれるようにひたすら勉強をしなければ。頑張らなければ。泣き言を言っている場合じゃない。高専の頃もそうだったけど、免除申請が認められなければ授業料を払えず退学しなければならないはずだから」

という考えが常にあり、経済的な不安で常に崖っぷちに立たされているようで、生きた心地はしない。安心など感じられるわけもない。運良く授業料免除申請が認定され、奨学金とアルバイト収入を合わせて自分の力だけで学生生活をおくる経済的な土台を数ヶ月で整えることができた。

学校は教育大学の心理学科で、同級生の話を聞くとコツコツ努力を重ねて入試をクリアしている人が多く、真面目な人が多い印象だ。社会人になってから教員を目指して学校に入り直す人もいた。親が独立開業していたり、医師や教員であったりと文化的な家族背景を持つ同級生が何人もいた。同級生の服装はシンプルかつ上品で、髪型、言葉遣いも丁寧で穏やかな人が多い。地元ではこれまで会ったことも友達になったこともない文化圏の人たちであった。

ある友人同士の会話に混ざっている時のこと、

「この前話した本読んだ？　遠藤周作だったら「沈黙」とか有名で面白いよね。キリシタンのこととか…」

と、聞いたこともないような小説や芸術、時事ネタが共通言語のように話されている。全員がそういう知識に精通しているわけでは無いが、私は会話についていけないことが多々あり、教養レベルの低さを痛感させられる。

自分がならず者のように思えてしまう。入学当初の私の服装もいかにも田舎のヤンキーのようだ。ダボダボでだらしがなく、髪色も金、髭を生やしている。

どう見てもカウンセラーとは思えない出で立ちだ。言葉遣いも汚く、敬語もろくに使えないこともあった。つい「ふざけんなよ」「バカじゃないの」と、相手を罵るような言葉が自然と出てしまう。

「同級生は目標を決めてコツコツ努力を重ねてきている。それに対して自分は行き当たりばったりで、何にも努力していないな。一般常識も何も知らない。親父もいないし、お金の面でも恵まれていないし…そこまで育ちがいいわけじゃない。何で自分はこんな劣っているのだろう。カウンセラーになるには、このままの自分じゃダメだ」

同級生と比較をしては劣等感を感じ、自己否定を繰り返してしまう。ありのままの自分を認められないのだ。

サークル活動でも周りとの比較が止まらない。バンドやストリートダンスのサークルに体験で入ってみたが、活動を終えると先輩らがみんなに声をかけて、

「今日はみんなでご飯食べに行くでしょ？」

ご飯や飲み会に行くのが当たり前だった。同級生はご飯や飲み会には「行きます行きます」と当然のように参加をしていたが、私にとっては食費が必要以上にかかるため死活問題であった。予定がなくても「バイトがあるので…」と、嘘をついて行かないこともあった。１００円のものでさえ買うかどうか迷い疲れるぐらい、お金に神経質な私にとって、サークル活動後の外

食が信じられなかった。

次の日にサークルに顔を出し、みんなでご飯を食べに行った時のことが話題になっていると、どこか置いてけぼりにされたような寂しい気持ちになる。

キャンパスライフやサークル活動は素直に楽しめなかった。全員が全員そういうわけではないと思うが、学費や生活費をあまり気にせず安心して学校に行ける人が羨ましくてしょうがなかった。仕送りやアルバイトで稼いだお金を食事や旅行、趣味など楽しみに使えている同級生を見て、経済的に厳しい家庭環境にある自分の不憫さを感じるばかりであった。

「汚い言葉遣いをする自分はダメだ。教養がない自分は社会で生きていく価値がないのではないか。カウンセラーになりたいのであれば…自分を無理矢理にでも変えないといけない。話す言葉、口調や声のトーン…もっと穏やかな人格者にならなければ…。

服もやんちゃすぎるのも着ていてはいけないし、怒ったり感情的になったりしてはいけない。落ち着いた人のように振舞わなければ。もっともっと勉強しなければ…」

自分の存在価値を見出すことができない。ありのままの自分をよしとできず、自分ではない自分になろうと必死になっていた。もともとの明朗快活で人懐っこい性格さえも悪いものとして捉えていた。
穏やかな人格者にならなければと言葉遣いや振る舞いに繊細の注意を払うようにもなった。辞書を片手に新聞や本を調べて読み漁り、教養を備えて見劣りしないようにならなければと、真面目な人格を作り上げようと必死だった。

服装もジーパンとTシャツのように当たり障りないものを選ぶようにもなり、これまでのやんちゃで活発な私は徐々に押し殺され、表面上では人当たりが良く誠実なカウンセラー風になっていく。
「自分って一体何者なのだろう。生きても意味がない気がするし、生きていてもしょうがない人間なのかもしれない。どうせひとりぼっちだし、これまでの自分では周りからも認めてもらえない」

自分を愛することができないため、周りの人たちも認めてあげることはできるはずはなかった。自分を認めて愛することができず、空虚感の塊だ。表面上は友達付き合いも多く仲良くしてそうに見えるが「誰も私をわかってくれるはずがない」とこころを閉ざしていつも孤独感の中にいた。帰る実家もない。大学生活でも安心できる居場所もない。そして、「学校に通うお金が足りなくなる。もし退学したら借金だけが残る。就職先も見つからず人生が終わるに違いない。もしカウンセラーになれなかったら、うまくいかなかったら…」と、積み重なる奨学金と経済的な不安が絶えず私にのしかかってくる。講義を受けながら、アルバイト、学費免除のために成績上位をとり続けなければいけないプレッシャー。常に生きるか死ぬかの岐路に立たされているように安心して休めた日など1日たりともなかった。

心身ともに限界がくるのは時間の問題であった。「もっと頑張らなければ」と、受験や上京の準備を進めてきていたが、すでにもう気力も意欲も残っていない状態だった。

まだ心療内科や精神科、カウンセリングなどは一切受けてはいないが、おそらくこの頃から、いやもっと前からうつ症状や、うつに起こりやすい特徴的な考え方は出ていたかもしれない。

何事にもきっとうまくいくはずがないと否定的な考えをしやすかった。

「頑張らなければならない、弱音を吐いてはならない、人を頼ってはならない…」

こういう思考に捉われたりもしていた。何かあると自分が悪いと自責をし、自身の存在価値を否定し続けた。

唯一、そんな私を救ってくれたのは煙草だ。講義と講義の合間に少しの時間でもあると喫煙所に行き、短い休憩時間で数本を一気に吸い、全身にニコチンを巡らせる。そうすると頭がクラクラとなり、フワッとした状態になっていた。

頭もぼーっとしてきて思考が鈍るのもわかる。そのクラクラ感、フワフワ感で感覚が麻痺され て、疲れ、劣等感や自己不全感、将来への不安を紛らわせてくれていた。

そうやって何も感じないようにさせて、「もっと頑張らねば」と過剰な努力を重ね続ける悪循環にはまっていった。ほしいのは安心感なはずなのに…自分を痛め続けていた。

存在の否定

上京して半年が経った頃、こころのケアキャンプで知り合った友人からあるボランティアに参加しないかと誘われた。それは親を亡くした子どもたちの進学支援の募金活動だ。街頭での募金活動だけでなく、学校や企業に訪問をしてボランティア募集の説明会を開き、寄付やスタッフを募るなどの活動も含まれていた。

「私と同じように親を亡くして進学を諦めざるを得ない人たちも他にもいっぱいいる。親がいない、お金がないからって進学の夢は諦めてほしくない…。でも、そういう活動はやりたくないし、カウンセラーの勉強の方がしたい…。キャンプで出会った仲のいい友達と会うこともできるし、遊んだりできるだろうし…。無理せず顔を出すくらいでいいかな…」

軽い気持ちでボランティアに参加しはじめた。

ボランティアメンバーは親を亡くした体験をもつ仲間も多く、価値観や金銭感覚も似ているのでとても居心地がよかった。活動が終われば互いの家に行き来することもあった。公園でビールを飲みながら語り、夜な夜な遊びに出かけることもあった。


同じ経験をした仲間といることは居心地がよく、こころの隙間を埋めてくれるようであった。自然とボランティア活動が私の居場所となっていく。

夕方から夜遅くまでのボランティア活動とアルバイトが生活の中心となり、大学での講義中は大半はぼんやりとして、本末転倒となっていく。大学１年が終わる頃には、

「米桝くんに話がある。来年からは１人のスタッフとしてではなく、全国の運営担当もしても

らいたい。全国の活動が円滑に進むように動いてもらいたい」

と、責任ある役割の打診を受けるほどであった。


同じ頃、インド洋スマトラ沖で大地震が起き、インドネシアを中心に甚大なる津波被害が生じていた。この時、ボランティア活動の一環として、

「スマトラ沖地震の被災地に現地調査に行ってほしい。全国の代表として世界の災害で親を亡くした子どもたちの現状を見てきて、他スタッフに伝達してほしい。帰国したら、親を亡くした子どもたちの進学支援の学生寮も建てているから、立ち上げのちからにもなってくれないか」

との話を持ちかけられた。


自分が期待されてありがたい話であったし、世界に目を向けてみたいという思いもある。だが本心では、もっと心理学の勉強がしたいし、これ以上ボランティア活動はするのは遠慮したい気持ちがあった。

しかし、どう断ったらいいのかもわからず、熱心に説得されるように誘われると、

「わかりました。やりたいと思います」

と、すべてを引き受けた。期待をされ、あなたの力が必要だと言われると相手に悪いと思い断ることができないのだ。寮生活よりも自由で気ままな一人暮らしがよいと思っていたが、私は首を横に振ることができなかった。

大学2年目、全国の運営という役割を背負いながら活動することになり、学生生活はさらに片手間となっていった。

「全国の活動を成功させるために頑張らねば。自分が何とかしなければ」と気負い、あまり活動に参加しないスタッフ、消極的なスタッフには「なんでこんなことも手伝ってくれないの…。できない言い訳ばかりだし」と苛立ちをぶつけることも増えていく。スタッフに頼んだ仕事ができていない、目標が達成できていないことがあると厳しく問い詰めることもあった。

私は「成果を出さなければいけない」と、リーダーとしての責任を強く意識しすぎていた。ボランティアの活動にも関わらず成果主義に偏り、高圧的なリーダーシップをとってしまったのだ。

スタッフの多くはもともと、こころのケアキャンプで出会った友人であったが、関係性は悪くなっていき孤立していく。

スマトラ沖地震の現地調査ではインド南西部の海岸沿いの街に向かった。インドに到着して空港を出ると人で溢れ、体臭のようなムッと鼻につくにおいに圧倒される。

人の群れはギョロギョロとした目で私たちを見ていて、綺麗な身なりの人もいれば、ぼろ布をまとって路上生活をしている人もいる。街中を歩いていれば物乞いをしてくる人たちが寄ってくるなど、貧富の格差があるのがすぐにわかった。

私たちは津波被害にあった孤児院をいくつか訪問した。ある海沿いの孤児院では、屋上に上がってあたり一面を見渡すと海まで建物がなにもなく更地で、なにもかも流されてしまっていた。屋上では小学生くらいの子どもたちが、夕暮れ時のわずかな太陽の光を頼りに、手垢で薄汚れた教科書を片手に勉強していた。

この状況下でも、子どもたちの目には生き生きと力が宿っており、生命力に溢れているようである。

インドの豊かとはいえない暮らしぶりや教育環境、彼らの生きる力を目の当たりにして、

「インドでは日本よりも貧富の格差が激しく、津波であった子どもたちも豊かとは言えない環境の中で生きている。それでも一生懸命生きている。自分はどうだろう…食べるものや着るものに困っていないし、学校だって行けているけれども、全然努力をしていないじゃないか。このままではダメだ。こんなに恵まれているのにこれ以上贅沢してはならない。このままではダメだ。もっと頑張らなくては」

と、恵まれた環境にいながら努力をしていないと自分を戒めるようにもなっていく。

津波調査から帰国してからすぐに寮生活がはじまった。大学の授業が終わればボランティア活動。そして寮に帰ってからは常に後輩がいて、居室も後輩との2人部屋だ。私はどこにいてもリーダー役、後輩たちの模範であらねばならないという状態であった。

そして毎晩のように、学生寮立ち上げの中心メンバーで寮の運営方針や行事のミーティングが重ねられ、自分の時間などなかった。

進学とともに入寮した後輩たちは上京したばかりで、自由気ままで楽しそうにしている。寮の規則や方針などは気にした様子もなく、時には規則を大幅に逸脱して問題になり、全寮生でミーティングが長時間行われることもあった。

心身の体調を崩した寮生のフォローや、寮から行方がわからなくなり、近隣中探し回るなど自分以外のことで時間が使われていく。

「上級生として常に模範であらねばならない。先頭に立って引っ張っていかなければならない。後輩たちの話をしっかり聴き受け止めねばならない」

と、こうあらねば、こうすべきという思いが強すぎたのだ。自分ではない自分になろう、求められている役割に過剰に徹しようとしていた。睡眠時間も短くなり、ほっと落ち着ける時を作れず、気持ちが休まる日はなかった。寮生活はより一層私を苦しめ、苛立ちが増していく。

「自分のやりたいことまで捨てて寮運営やボランティアに時間を費やしているのに…みんなわがまま言ったり、問題起こしたり…何で自分以外のことでこんなに時間を取られなきゃいけないんだ」

すでにいっぱいいっぱいだ。

自分が我慢をして苦しい思いをすればするほど、自由な人への怒りや妬みはパンパンに膨らんでいく。触れれば破裂してしまいそうな風船のように。街中でも楽しそうにしていたりする人を見ると、

「お前たちはそんなに人生楽しんで…こっちはこんなに大変な思いをしているのに！　どうせこんなに苦しいのは自分だけなんだ！」

と、見るもの全てがストレスになっていく。

本当はカウンセラーになるための勉強に集中したかったはずだった。周りの期待を断ることだってできたはずである。だが大切な父親を失った。母親も情緒的に頼れない。実家も取り壊されて帰る場所がない。

そんな私にとって誰かの期待に応えて役割に全うすることは自分の存在を認められる唯一の方法であったのだ。

褒められ、感謝されることで自分の居場所を確保するためであった。

誰かの承認がなければ生きている価値を認めることができず、組織や他者に依存している状態なのだ。

「もし断ったら嫌な顔をされるかもしれないし、信頼を損ねるかもしれない」

私にとって評価、信頼を損ねることは私の存在を消失してしまうことと同義である。そのため、断るという選択肢は考えられなかった。

失敗をしてがっかりさせないように完璧を目指して、時間や体力を削って相手のためになろうと自己犠牲を繰り返す。

自分を大切にできない私が、自由な後輩達を受け止めて指導していくのは苦痛でしかない。

「こんなに自分を犠牲にしてまで頑張っているのに。どうせ自分をわかってくれる人はいない…」

こんな心持ちでリーダー役や後輩指導をしたとしても、反発や反感を買うのは当然であった。ボランティアや寮での人間関係に躓くたびに、リーダーシップのなさや人望、人間力のなさから無力感に苛まれる。

この頃から1人でいることを好むようになっていく。本当は1人でいたいわけではない。満たされない寂しさや悲しさ、愛情飢餓感は抱え続けている。

愛されたくて、受け入れてもらいたくてしょうがないのだ。恋愛関係においても依存しすぎることもあった。寂しさから衝動的になり、相手を傷つけてしまうようなこともあった。

「なぜ大切なひとがいるにも関わらず馬鹿なことをしてしまったのだろう。自分は死んだ方がいい。むしろ殺してしまいたい。もう自分が許せないし、嫌いでしょうがない」

私には1人で生きていくほどの強さなどなかった。ここでは細かくは書かないが自分の行った行為を許せず自分を責め続けた。後悔と懺悔の重たい十字架を背負うことになり、自己嫌悪と自己否定の永遠のループにはまっていった。

もう頑張れない　死への憧れ

23歳、大学3年目の秋頃。学生生活、アルバイト、学生寮、ボランティアと追い込み続けた結果、とうとう心と体が悲鳴をあげた。

朝、目が覚めてもボーッとして億劫で布団から出ることができない。体もずっしりと重たい。睡眠時間は6〜7時間、それなりに寝ているはずだ。しかし何をしていても眠たくてしょうがない。

講義中も眠気に襲われて机に突っ伏して、電車で座ればすぐに寝てしまい隣の人にもたれかかってしまう。つり革に捕まって立っていても、眠って首をガクンガクンとなってしまう。

喜び、楽しみ、幸せもどこかに消えた。頭も働かず、重たく、鈍く、苦しい感じに支配されていく。目は伏せていることも増えていく。焦点も定まらず、どこかぼんやりと見つめてはグルグルと抜け出せない憂うつ感に支配されていく。

人と話すことも億劫になっていく。寮やボランティア活動でリーダーとして、先輩としての役割を全うしなければならなかったが…。

表向きだけは大丈夫そうに見繕ったとしても、ひとりになると絶望に襲われてこころの暗闇の中に閉じこもり続けた。

居場所を見つけるために、存在を認めてもらうために誰かの期待に応えるように生き続けた。その結果、自分というかけがえのない存在を殺していた。

「ボランティア活動…、リーダーとしての役割…。疲れて帰っても寮では先輩として模範を示さなければならない…。学校が二の次になっていて…、本当の自分は何をしたかったのだろう。カウンセラーになりたかったはずなのに…、もうそこに費やす気力も意欲もない。

何のために生きているのかさえわからない。生きている意味はないし、抜け出すこともできない。ここから飛び込んだら全てから解放されるのだろう。もう終わりにしたい…」

駅のホームで電車を待つ度に死を意識した。死ぬことしか苦しみから逃れる方法はないし、最上の癒しとさえも考えてしまう。

希望さえも見えず、身体も「もう頑張れない」と鉛のように重たい。頑張りたいけど、頑張れない。身が引き裂かれるような耐え難い苦しみが続く。

「死にたいと考えることしかできなくなっている。もっと頑張りたいのに、何もできない…」

もう限界であった。このままではまずい、ボランティアも寮生活も続けていたら、確実に死を選ぶに違いなかった。何とかして自分を守らなければ…。ボランティア活動や寮のメンバーにもう頑張れないことを包み隠さずに話をした。

苦しくて、死にたい気持ちを抱き限界であることを伝え、ボランティアも寮生活もすべて無責任に投げ出した。引き止められることはなく、逃げ出すように寮を出て、以前住んでいたアパートに引っ越した。

「うつなんかじゃない。一時的に調子悪いだけ。休めばすぐ治るはず。カウンセラーになろうとしているのだから、早く元気にならなければ…」

うつだとは思いもしなかった。そうだとしても受け入れることはできなかっただろう。ストレスから離れればすぐ良くなるだろう、と精神科・心療内科を受診することは考えたこともなかった。

それから数ヶ月、ボランティア活動の忙しさ、リーダーとしての役割、学生寮から離れることで少しずつ落ち着きを取り戻していった。大学には単位を落とさない程度に通い続け、同級生にはこころの調子が悪いことは見せないように空元気を出していた。

そして大学生活4年目、進路決定の時期がまた近づいてくる。

「そろそろ卒業…。もともとカウンセラーになりたくて大学進学をしたけど…。これからどうやって生きていこう…」

期待や役割から離れてひとりの時間が取れるようになったことで、何がやりたかったのか自分と向き合うことが増えてきた。

その中で「病院で死ぬということ」という終末期医療、ホスピスケアの在り方について書かれた一冊の本に出会った。

その本には、

「もう治らないがんに対して手術や抗がん剤など痛みを伴った治療をする必要があるのだろうか、がんと闘うのではなく痛みを和らげてその人らしく生きることを尊重することが大切なのではないだろうか」

とこれまでの癌治療の在り方に対して疑問が投げかけられていた。

「私の父は痛みに耐えて抗がん剤治療を行い、病名も伝えず、最後の別れの会話もできずに亡くなっていった。余命を伝えて、父に悔いのない生き方を全うしてもらえたら、もう少し違う最期を迎えられなかったのかもしれない。理想の死って何なのだろう…」

父の最期に疑問や心残りを抱いていた私にとって、理想ともいえる医療の在り方であった。本の中に登場するホスピスで仕事ができればなぁ、と漠然と思い描いていた。

すると偶然にも、そのホスピスがボランティアスタッフ募集中の案内が市報に掲載されているのを見つけた。私はすぐに申し込み、ボランティアとして通うようになった。

ホスピスは病院敷地内の奥に別棟で建てられており、ひっそりとしたたたずまいであった。

はじめてホスピスに足を踏み入れると不思議な暖かさと静けさに包まれる。

玄関はすみずみまで掃除が行き届き、落ち着いた木目調の院内、そして中庭には色とりどりに咲いた花々や庭木が剪定されている。

穏やかな眼差しでラウンジから見える庭の景色を眺めている患者さんもいる。日差しを浴びながらコーヒーの香りを楽しんでいる患者さんもいる。タバコを口にくわえて、慣れ親しんできた香りや味を嗜んでいる患者さんもいる。


アルコールが好きな方には体の負担にならないようにお酒も楽しむことができる。

患者さんが皆、死を迎えるまでの時間を思い思いに過ごしている。

ここでは患者さんの尊厳を大切にし、最期の時がゆっくりと流れ、守られているような空間が紡ぎだされていることに驚きと感動を覚えた。

一歩ホスピスから外に出れば人が忙しなく行き交っており、ここは都会の喧騒とは全く別世界なのだ。

私はボランティアとして病室の環境整備、花瓶の水の交換や庭の草木の水やり、掃き掃除など、心地よく過ごせる環境づくりに努めた。

このホスピスでは効率性やきびきびと動くことは求められない。患者さんのゆっくり穏やかな時間の流れを邪魔しないように一つひとつの動作を丁寧にするとよいと、先輩方から教えられていた。

あくまでも患者さんが中心で、ボランティアは風や空気のようなものであり、静かにただ寄り添えればよいのだ。私もゆったりとしたスタンスで毎週ホスピスに通い続けると、不思議と自然にこころが静かで落ち着いてきた。ここでは成果や結果を出す必要もなく、ありのままの存在であることが許されるため、自然体の自分でいられるのだ。

「父が死んでから生き急いでいたのかもしれない…。完璧を求めたり、自分がやらなければならないと何でも引き受けたり。誰かの期待に応えようとして自分を見失っていた…。父には何もしてあげられなかったけど、ホスピスで最期を迎える方々の力に少しでもなれているのであれば幸せだなぁ…。こうやって死を迎えることができれば幸せなのだろうな…」

ホスピスに関わることでこれまでの生き方を振り返るきっかけとなった。

末期がんで亡くなった父に何もできなかった後悔や自責が、ここでのホスピスボランティアを通して少しずつ癒されていく。

そして私は生きることよりも、どこか理想の死や納得のいくこの世との別れ方に興味が注がれていた。生きることに希望が見いだせていないのだ。ホスピスボランティアで自分を取り戻しつつもあるが、まだ心身はボロボロの状態である。

それでも大学卒業は近づいてきて、進路を決めなければならない。


「まだ仕事ができる自信が全くない…。臨床心理士になるとしても、受験準備していなかったし受かる気がしない。大卒でカウンセラーになるのも難しいだろうし…」

「そもそもカウンセラーの求人は少ないし、給料も安い、正社員になれる可能性も低い。心理学を生かして終末期医療や精神科の看護師として働けば、職場も給料も困らないだろうから、いいとは思う。でも奨学金もこれまでで900万円以上借りているし、これ以上借金を積み重ねるわけにはいかない…。どうしたらいいのだろう…」


高専卒業前と同じように、また将来について迷っていた。何をするにも自信を失ったままである。そして当時、付き合っている彼女もいた。

結婚や将来のことも考えなければ、相手の期待を裏切ってはいけないと思い、「ひとまず就職しなければ…。余裕ができてから、カウンセラーや看護師の資格をとればいいや。そうしたら自分のやりたいこともいつかはできるし、彼女との関係だって維持できるはず。社会人としての最低限のマナーも学ぶことができるし」「新卒採用は今しかできないから、企業に勤めて社会を知るのもいい。ダメだったら辞めて、元々やりたい看護師やカウンセラーの道に進めばいいし…」と、本当に進みたい進路を諦め、自分を後回しにしてしまう。本心は心理士や看護師の資格をとりたかったはずだ。

しかし経済的な面での不安、彼女を裏切ってはいけないという考え、彼女を失う恐怖が常につきまとっていた。

他者との関係を優先して「就職」という最適解を選び、自己犠牲を選択する癖がここでも出てしまうのだ。働ける自信も意欲もないにも関わらずだ。

コンサルタントベンチャー、新聞社、商社、教育関係と興味があるものは手当たり次第に受けてみた。１次で落ちる会社もあれば、最終面談まで進む会社もいくつかあった。就職活動は思いのほか順調に進み、すぐにＩＴソフトウェア会社から内定をもらうことができた。

畑違いの業界だが、未経験者でも技術職として雇ってもらうことができ、教育制度も整っているようである。オフィスも品川の高層ビルの上階で好立地、給与も他企業の新卒採用よりも高く、採用条件としては申し分なかった。

「未経験可だし、学びながら働くことができる。営業と違ってソフトウェア開発ならオフィスワークだし大丈夫そう。長時間残業になったとしても残業代は出るし、収入だって保証される。カウンセラーや看護師になるための資金稼ぎには丁度いい。長く務めるつもりもないし、働いても3年くらい…。社会人としての経験も詰めればいいかな…」

そんな軽い気持ちでの就職だ。心身は働ける状態ではなかったはずだが…未来が途切れないようにつなげることで精一杯であった。経済的な事情を勘案した合理的な進路選択のように見える。

だが、「付き合っていた人との将来のために働かなければならない」と相手や環境を優先させた身の振り方だ。

本当にやりたいことがあるにも関わらず、自信のなさから挑戦することができなかったのだ。相手の期待に応えなければいけない、裏切ってはいけないのを口実に、自分軸で生きていくのを放棄している状態でもある。

誰かとの関係性の中に将来を委ね、自分の欲求を抑えつけて生きようとしていた。

抜け出すヒント②

未完了の感情や出来事にピリオドを打つ

父との死別体験で心残りであったことを完遂することは悲しみのプロセスが進めてこころの癒やしにつなげることができた。例えば、大学の卒業研究では〈親との死別による遺児の悲嘆の過程〉について調査を行った。親との死別を経験した遺児がどのようなこころの過程を辿り成長していくのか、どのような価値観が形成されていくのかを調査した。

親との死別が精神発達に多大なる影響を与えることは身をもって実感をしている。この経験を踏まえ、親との死別で人生にどのような影響を及ぼすのか、必要な支援は何かを解明したかったのだ。

またホスピスボランティアも私にとっては大切なグリーフワークであった。父が亡くなる直前、私は何も力になることができず後悔ややるせなさを感じていた。過去の心残りはずっとこころの奥底にあり続けたのだが、ホスピスでの終末期患者の支援を通して、父の力になりたかった心残りが解消されていった。

大切な人を失った時の喪失体験は過去の出来事である。しかし、その時の悲しみや怒りなどの感情、「ああしておけばよかった」という後悔は、今ここで感じているかのように生きたままこころの傷として残っていることがある。

その感情が解決されずこころに残り続けると、こころの中で大きくなり自分を苦しめて続けてしまうこともあるだろう。

人によっては亡くなった人へ思いを手紙に書いてみてもよいかもしれない。ある人によっては亡くした大切な人の写真に向かって、伝えたかったことを話しかけてもよいだろう。

喪失体験は辛い出来事でもあるが、それだけではない。喪失体験があるからこそ未来も紡ぎ出していける可能性もある。

亡くした人と見えない絆でつながって、一緒に生きていくこともできる。私にとって父の喪失はつらく悲しく、うつにもつながる出来事であった。

だが、その経験があるからこそ死別に伴うこころの支援の重要性に気づくことができ、研究へのモチベーションになった。現在ではカウンセラーや講演家としてうつの理解を広める活動をしようと思えるようになっているからだ。

第3章

うつ発症

アイデンティティの崩壊

内定先の入社試験での最終面接。社長は私にこう質問した。

「あなたはラーメン屋を経営していて、手元に100万円ある。売り上げを最大に伸ばすために何をする」

私は、「人を育てます。次の店舗を出すにしても味だけでなくて、接客や経営理念含めて教育が必要と思います。闇雲に売り上げだけを求めても、味やサービスが落ちれば売り上げにはつながらないし信用問題にもつながります。短期的な利益は少ないかもしれないですが、永続的な繁栄と利益増のためには人が命であり、まずは地盤をしっかりと固める必要があります。そのために人を育てます」と答えた。そうすると社長は、――

「そういうところが優秀なのだろうね」手放しに褒めてくれたのを覚えている。

こうやって誰かに評価されることがとても嬉しかった。何よりも私のアイデンティティは優秀であること、誰かと比較して有能であることで成り立っていた。

高専から大学卒業までも授業免除を受けるためにも成績は上位をキープし続けるなど、他者よりも良い評価を受ける機会が多かった。卒業研究でも「遺児の死別に伴うこころの過程」について研究をして唯一の最優秀研究として評価された。

卒業式でも学科代表として卒業証書を授与されるなど特別な評価、役割を与えられた。入社前には情報処理の資格試験合格が課されていた。同期には不合格者がいる中、私はコツコツと準備をして余裕で合格していた。自己評価の肥大化に拍車をかけた。

また、環境の変化も等身大の自分を見失わせた。内定者懇親会では、40階建ての最上階にあるレストランで行われた。東京の街並みを見下ろしながらの食事会。今まで見たこともないような景色で自分が偉くなったような錯覚をしてしまう。

しかし、私のこころは疲弊したままで何も変わっていない。褒められたり、環境が変わったり、同期よりも優れた評価されることで、あたかも優秀になったように過信していく。常に誰かと比較をして、私の方が優れて価値があると見下し、その優越感が私を支えているのだ。常に優秀であらねばならないと努力を惜しみなく重ね、失敗しないようにと神経を尖らせ続けていく。

周りの評価を落とさないように品行方正であり続けなければ、と本来の自分を見失い、いつか存在が否定されてしまうのではないだろうか、そんな漠然とした不安や焦燥感に駆られ続けている。

「もう頑張りたくない。何もしたくない。甘えたい。本当の姿を見せたら失望される。こんな自分はダメだから…もっともっと頑張らなければ」

ありのままの自分を受け入れられずに追い込み、「努力が足りない、これじゃダメだ」と自己否定を繰り返す悪循環が続いていた。

見せかけのアイデンティティを保つことで精いっぱいであった。いつ砕け散ってもおかしくなかったのだ。

2008年4月、新社会人生活がスタートした。グループ会社も合わせて同期が100人くらいはいただろう。誰もが黒や紺のリクルートスーツを身に纏い、新入社員という同じ枠の中にはめ込まれている。私も例外なくその1人である。だが私は、

「今は横並びだけど…これから群を抜いて活躍していく。誰にも負けてはいけない。先輩社員もたくさんいるけど、今に見ていろ。追い越してやるから」と、意気込んでいた。

新入社員研修のグループワークをする時もそうだ。

どこか研修を受ける当事者ではなく、グループをファシリテートするようなひとつ上のポジションに無意識で自分を置くようにしていた。

グループで話し合った内容を代表で発表したり、意見を発言したり、皆の意見を引き出すように意図的に関わったり。時には同期のダメなところを見つけるなど、私の方が優秀だろうと思い込む材料探しに一生懸命であった。

周りよりも優位な立場に自身を置き、マウンティングをしているようだ。空っぽのこころは…そうすることでしか、保てなかったのだろう。

オフィスはガラス張りで品川埠頭、そして海を見下ろすことができる。地平線を眺めては、「もっともっと広い世界がある。この会社だけではなくもっと大きな仕事ができように…」とまだ業務を担ってもいないにも関わらず、未来への過剰な自信を持っていた。

新入社員研修は３ヶ月間、ソフトウェア開発職、システムサポート職、営業職と全ての部署を１ヶ月ずつ回っていく。会社の業務を幅広く知ると同時に適性を見極めることが目的であった。はっきり言って３ヶ月間の研修はつまらなかった。

研修内容を聞いていても知っていたようなことばかりであったし、先輩方にいまひとつ魅力を感じていないからだ。私は早く戦力になりたい一心でIT専門誌を購読したり、プログラムを組む練習をしたり、出社前にカフェで情報処理試験の準備をすすめていた。

その成果もあり、プログラム開発で同期よりも短時間でできているのを確認してはホッと胸をなでおろすこともあった。社内イベントを企画・運営することも新入社員研修として取り入れられていたが、消極的な同期の様子にイライラもしていた。

本当に先輩方、同期が劣っていたかどうかはわからない。その時の私は周りを見下すことで、自身の相対的価値を高まり自分を守ろうとしていたのだ。

3ヶ月の研修が終わりに近づくと、教育担当の上司との面談があった。入社してからの不安事のヒアリングや、配属希望先の聴取についてである。

「みんなにも聞いているけど…米桝の配属希望先は？」

「入社試験でもお伝えしているのですが、開発職を希望しています。会社として適正に合わせて配属を決めると思うのでその決定に従いたいと思いますが、営業関係はあまりやりたくないです」

素直にそう伝えた。本音としては、営業をやりたくないというよりもできないといった方が正しかった。入社してからも優秀であり続けるように過剰に努力をし続けていたため疲弊しきっていた。

社内外での折衝や調整をこなせる程の精神的な余裕、気力を持ち合わせていなかった。また開発職では残業代が働いた分だけ支払われるが、営業職は売り上げ数パーセントのインセンティブのみで残業代は一切でない。

将来の進学や資格取得費用を貯めることを考えても、ディスプレイにかじりついてソフトウェア開発をして、残業代をもらいながら仕事をしている方が効率はよかったのだ。営業職だけは避けたかった。

そして配属先の発表当日。上司が待つ面談室に向かった。私は開発職に配属されると信じていた。教育担当の上司とは帰宅方向が一緒であったため、開発希望であることは何度も伝えていたし理解してもらえていたからだ。

しかし、そこで伝えられたのは、

「営業部配属で頑張ってもらいたい。適正とかも踏まえて決めさせてもらった」

予期せぬ通達だった。私は抗議することもなく、

「わかりました。組織の1人として、与えられた責務を果たせるようにしたいと思います」

嫌だったにも関わらず、抗議もせずに不本意な営業配属を鵜呑みにした。

思い描いていた将来プランは崩れ去っていった。複雑な気持ちを抱えてオフィスフロアに戻ると、営業部の人たちは待っていたかのように、

「米ちゃーん、営業来るんだってねぇ」

「お前は人当たり、弁が立つから。諸々含めて、営業としか考えられないよ」

「よろしくなー。頼むぜ」


大勢から声をかけられる。私の配属先はすでに知っているようで歓迎されているようだ。しかし私の気持ちとしては複雑だ。やりたくもなかった営業、続けられる自信などなかった。

配属されてからも厳しく指導されることもあれば、

「米ちゃん、最近調子どうなの」

「営業やるならこの本は読んでおいた方がいいぞ」

「ほら、このボールペンやるよ。いいやつだから」

いろいろな言葉をかけられ、関わってくれる先輩方は多かった。客観的にみたら気にかけてくれて、いい先輩に恵まれていたのかもしれない。

だが…営業で働くことで心身ともにボロボロに追い込む結果になった。毎日が外回りの連続だ。既存顧客を持っていなかったに関わらず、売り上げ目標は350万円。

炎天下の中、目についた会社のチャイムを鳴らして飛び込み営業を続けた。覚えたてのソフトウェア商材を売り込もうと1日50件以上は汗だくで周り続け、革靴の踵は数ヶ月ともたなかった。

「あ、うちはいらないので」と、門前払いされることは当たり前だ。厳しい言葉、クレームを浴びることも当然ある。それでも何とか売らなければと思い働き続けた。


ある日、外回り先でランチをとろうとファストフード入ると5年目の先輩がいた。売り上げはそれなりに上げていたが、どこか斜に構えていたような人だ。昼食をとりながら仕事の話などをしながら、その先輩は、

「うちの商品なんかさ、企業の根幹を支えるシステムだから1年目から売れるわけないに決まっているよ。1年目の時なんか営業に行くふりして、お茶して会社に帰っての連続だったし

ね。開拓したって無駄だし効率も悪いし、別に年数上がればいつかは売れるから」

と私の日々の努力を無駄と言わんばかりの話をしてくるのだ。

「こっちは一生懸命汗水垂らしているのに何でそんなことを言うのかな。私の努力を無駄と言われたみたい。どうせ先輩なんてそんなものでしょ。先輩の全員が全員、そういうわけではないけど…」

先輩に対して憤りを感じていた。私も出先で適度に力を抜いて休むことだってできたはずだ。だが、限界を超えていた心と体を無理矢理に動かし、結果を出さなければと馬車馬のように働くしかなかった。

自分の頑張りを否定してしまうようであったから、先輩の仕事に対する怠惰な姿勢を受け入れることはできなかった。

営業先から帰ってくると、定時以降に営業チームごとに売り上げの会議が待っていた。

「じゃあ営業1部の売り上げは…見込みとしては…」

ただ数字を確認するだけの会議が常態化して、無駄な時間喰いとしか思えない。どこか会議のための会議のようであった。

会議が終わっても次の営業先への資料作りや打ち合わせをやらなければいけない。営業部は残業代が出ないのでタダ働き状態なのだ。隙間時間を縫って訪問先へのアポイントもとらなければならない。日付が変わる頃に帰っては、毎朝営業会議のために誰よりも早く出社して会議室の準備をする。

そういった細々した仕事も新人の役割として暗黙の了解で担うようにもなっていく。

私は売上がほぼなく、給料分の仕事ができていないのでそれくらいはしなければならないのでは、と時間外でも構わずに仕事をし続けた。

仕事を教えてもらう段階である社会人1年目であれば当然なのかもしれないが…、本心は煩雑で無駄が多い業務、時間外業務が常態化していることにイライラをしていた。

仕事が終わる度にすぐ彼女に電話をしては、

「なんでこんなに汗水垂らして仕事をしているのかわからない。給与は低いし、残業代は出ない。営業目標だってそんな簡単に売れるものじゃないのに売ってこいって無理だよ。先輩だってだらしないし。自分はこの会社にいるべきじゃない。もっといい仕事があるはずだ。こんな会社辞めてやる」と、愚痴を撒き散らす日が続く。

時間外に仕事をすることがストレスとなり、職場に対して不満、不信が募っていく。片道1時間の満員電車での通勤、父親の死から積み重なってきたこころの疲弊、徐々に短くなっていく睡眠時間、初めての営業活動に伴う不安や目標達成へのプレッシャー。月を追うごとに仕事量もますます増えていく。もう限界を超えていた。だけれども誰よりも営業活動をし続け、止めることはできなかった。結果を出さなければ自分の存在を証明できず、失敗だけはしてはいけなかったからだ。

営業配属され半年、3000万円の売り上げが期待できる大型案件を担当することがあった。ある大手企業のITシステムサービスの導入案件で、営業トップだけでなく社長も含めてセールスをする案件で、私が中心になって営業先や社内部門との連絡調整など中心になって進めていたが…。

この頃、私の心身に異変が出はじめた。細かい書類を作っても、誤字脱字ばかりなのだ。日にちを間違えることもあれば、簡単な指示の聞き間違えも増える。普段では考えられないミスが目立っていった。

営業先に電話をすることも億劫になっていく。PHSを取り出しては「なんて電話口で話せばいいのだろう…」と、何十分もためらうこともある。

上司に報告しようにも、うまい言葉が見つからず声をかけるのに躊躇してしまう。

「そんなんじゃダメだよ。資料くらいちゃんと作らないと。報告ももっと早くしなくちゃ」

こう指摘をされるたびに、「こんな自分ではダメだ」と落ち込みが増していく。

末っ子で叱られ慣れていないこともあり、「何でそんなに怒られなければならない」と先輩に対して嫌悪感も抱きストレスを溜め込んでいく。

度重なるミスと叱責を受けながら資料を作成し、全社的に営業をかけていったにも関わらず、競合他社のシステム導入が決まり私たちは負けてしまった。これまで大きなミスや失敗をしないように完璧主義にこだわり、誰よりも優れた結果を出すことで自我を保っていた私にとって、大型案件をとれなかったことは受け入れ難かった。


どんなに頑張っても結果が出ない。もともと営業なんてやりたくない。

何かがプツンと切れた。

朝、起きると突然の39℃以上の高熱、会社を休みすぐに受診することになった。採血をしてみたが異常はどこにも見つからなかったが、高熱が続くため精密検査のために入院する運びとなった。

ありとあらゆる検査をしてみたが、どこも悪いところがみつからない。入院していたのは一週間くらいだろう。自然と発熱もおさまり、経過観察で退院した。

退院後からは眠れない日が続く。0時を過ぎても眠たいはずなのに身体が強張って緊張感が続き、頭は冴えていく。眠れたとしてもぐっすりと眠れた感覚がなく、疲れが全くとれない。

会社に行かなければ…と、鉛のように重たい体を起こして電車に乗るも、吐き気やめまいに襲われる。職場に辿り着いても仕事にならず、ボーっとする時間が増えていく。

営業電話が鳴っていても、とろうとも思えない。考えにまとまらず、抱えている仕事も進まないためただ焦るばかりだ。ちょっとしたミスも連発していた。


プライベートでも焦りがあった。

「早く結婚しなければ。相手を支えなければ」と何でもかんでも背負いこもうとして、プレッシャーになっていたのだ。社会人1年目であれば、仕事に慣れることに集中してよい時期であるにも関わらず…。

これらの症状はこれまで無視し続けたこころの痛みや叫びが、身体症状として表現されているようであった。

「もう仕事を辞めたい…。でも、将来を築かなければいけないし、収入が途絶えるから仕事を辞めるわけにはいかない…。でも、もうやっていられない。一人でいたいし…自分以外の責任を負いたくない…。

相手の期待を裏切ってはいけない…答えなければいけないし…。どうしたらいいかわからない。こんな自分を殺したくてしょうがない…でも死ねない。どうしたらいい」

寝ても覚めても、うつうつとした考えがぐるぐると回り、葛藤が延々と続き泥沼のようであった。

そして2009年1月、入社して10か月経った。

「もう無理かもしれない。仕事をしようにもできなくなっている。死にたい気持ちしかない…。カウンセラーを目指していたのに…心療内科のお世話になるのは嫌だ。自分は絶対ないと思っていたのに。なんて情けないのだろう。自分が病むなんてありえない…」

彼女に心療内科に行ってみたらと言われて初めて受診した。狭い待合室には生気が抜けたような目をした人たちが診察待ちをしている。若い会社員の人もいる。上下ジャージで髪もボサボサの人もいる。身なりから長く社会生活から離れているだろうと思われる人もいる。気休め程度のオルゴールのＢＧＭが流れているが、場の空気感が重たく陰鬱としている。

おそらく私も待合室の雰囲気を作り出す１人であったのだろう。そして診察室に呼ばれた。仕事でのストレスや死にたい気持ちなどを先生にありのまま伝えると、

「うつ病ですね。まずは休んでお薬を飲んでください。仕事は行かないで休んでください。まずは３ヶ月休職診断書を書くから。じゃあこれ会社に出して。お大事に」

と、告げられた。診察は思いのほか短時間で、あっさり終わってしまった。

「うつ病か…。でもやっと休める、自分はこころの病気だった…。もう仕事をしなくていい」

うつ病と診断されたショックもあったが、『うつ病』という正当な理由で休めることに正直ホッとしていた。すぐに上司に電話をして「うつ」になったことを伝えた。上司は「え!?」という反応でびっくりしているようであった。

私は会社から一目散に逃げたかった。

上司に電話で休職であることだけを告げ、休職診断書を郵送で送りその日から会社には行かなかった。

全てにおいて結果を出しつづけることが自分の存在意義であった。

しかし営業活動では大半が断られることばかりであり、結果が出ない連続に次第にモチベーションは低下していった。

それだけではない。うつで仕事にすら行けない状態になってしまったのだ。

「なんでもできて、優秀である」というこれまで築き上げてきた自我がバラバラに崩れはじめていく。

休職と復職失敗

「仕事の条件がひどすぎる。営業も簡単に売れるものでもないのに目標もあるし。そもそもなんで営業に配属されたのか意味がわからない。

朝早くから会議、夕方からも会議。会議、会議で残業代も出ないし。ありえない。将来のことも考えてもやっていられない」

うつになったのは「会社のせい」と他人のせいにしていた。自分は悪くないと自己防衛で必死であった。

仕事がうまくいかなければ先輩にどうしたらよいのか素直に相談をすればよかったが、人を信頼できず1人で抱えこんでしまう自分自身の問題でもあった。

やりたくもない仕事はやるものか、と意固地になっていた。

覚悟を決めて与えられた仕事を真摯に取り組めばよかったのだが、「私が苦しいのは会社が悪い」と癇癪を起こす子どものようであった。

休職期間に入り、会社に行く必要がなくなると生活リズムは大きく乱れていく。夜中の3時頃まで全く眠れないのだ。布団の横にノートパソコンを置いてインターネットなど、ぼーっと眺めて眠気がくるのを待っている。

そして朝方に眠り、昼頃まで起きられない繰り返しだ。

医師から薬袋がパンパンになるくらいの抗うつ薬、睡眠導入剤、抗不安薬、気分安定薬、ビタミン剤が処方され、

「精神薬を飲んだらもう後戻りができなくなる…。飲んだらもうおしまいだ…薬漬けになってしまうのでは…。飲みたくないけど…もう飲まないと苦しくてしょうがないし。治すには出されたものを飲まなければ」

嫌々飲みはじめたのだ。いちばんはじめに効果を感じられたのは睡眠薬であった。睡眠薬を飲んで30分くらい経つと、強制シャットダウンをされたかのように眠気に襲われる。起きていられなくなりそのまま朝を迎えていた。

時には効き目が強すぎて困ることもあった。朝起きると記憶のないメールの送受信履歴や通話履歴が残っているのだ。ＳＮＳの掲示板に記憶のない投稿もあるのだ。睡眠薬を飲んでから身体は起きていても脳は眠り、意識や記憶が飛んでいたのだろう。

睡眠薬を飲み始めて数週間。少しずつ眠れるようになり、昼間起きていられる時間が増えていくと、

「なんでうつになってしまったのだろう。怠けて、会社を辞めるなんて自分はなんてバカなことをしているのだろう…。あんなにはりきっていたのに…。仕事も上手くいって明るい将来が

待っているはずだったのに…。

働けなくなったら社会のレールから外れた落伍者だ…。3ヶ月後には会社に戻らなければいけない…だけど…治る気がしない」


とりとめもない不安に押しつぶされる。胸元がざわつき、鉛のような重苦しさが私を支配していく。布団から全く動くことができずにほとんど横になって1日、1日が過ぎていく。

休職してから1ヶ月が経っても、朝晩問わずに床にひれ伏し続ける。ぐるぐるとうつになった自分を責めて、もう絶対にうつは治らないのでは…と繰り返し考えが湧いてくる。

うつになって恥ずかしい、会社の人たちに申しわけない、合わせる顔がない、…と取りとめのない考えが駆け巡り、こころが休める日などなかった。休職したことが恥でしかなかった。


うつで休んでいるとは誰にも言えずに、調子が悪いけど何とか仕事をしていると嘘をついてごまかした。

「1ヶ月休んで薬もきちんと飲んでいるのによくならない…。苦しいのはいつまで続くのだろう…。あと2ヶ月で会社に戻らなければいけないのに…。

このままじゃダメだ、頑張らなきゃ…。無理やりにでも頑張って復職をしなければ…。無理矢理にでも頑張らなければ…」

治らない焦り、不安、そして復職が目の前に迫っている恐怖。緊張で神経は高ぶり続けていく。休職することは社会のレールからはみ出しているようで、所在のなさから何もしていないのにストレスがのしかかってくる。

復職まであと2ヶ月。憂うつで何もする気力も起きなかったが、そろそろ動き出さなければ復職できないと、わずかな力を振り絞り布団から出て体力づくりをすることにした。

着替えることさえも億劫だ。1時間かけて身支度をして、ようやく家から一歩外に出る。手はじめに隣駅まで歩き出そうとすると、ズシッ…と身体は重く、錆びついてしまったかのようだ。信じられないくらいに身体が動かない。

5分程度歩くだけで息が上がって疲れ果てたので、隣駅に着く前に引き返した。自宅アパートに着いても、玄関で横たわって動けない。

着替えることもできず、何とか布団に倒れこみ、そのまま眠りについてしまった。目が覚めると部屋の中は真っ暗で、1日が終わろうとしていた。

「1ヶ月も休んだのにこれくらいも歩けないだなんて…。治せていない自分が許せない、こんな時間を無駄にして…。こんなんじゃダメだ…。復職できない…」

日中、いつものように起きていられない自分を責め続けた。復職は夢のまた夢のようである。3ヶ月と言い渡された休職期間もあっという間にあと1ヶ月…。復職への焦りが降り積もるばかりだ。


何とか昼頃には起きてウォーキングなどの体力づくりもしていたが、1日仕事を集中してできるまで回復などしていない。本や新聞を読むことさえも難しかった。

「もう苦しい…なんで眠れないの…。こんなくらいなら死んだ方がましだ。もう復職はできないのだろう。復職できなければもう人生やり直せない。どこも雇ってくれる場所はないだろう…。復職しても会社の人にも白い目で見られる…。

友達とも前みたいに会いたくない。奨学金も返済できるわけがない…。着るものも住む場所も全部失って、その辺にいるホームレスになるかもしれない…。生きていることさえ苦しい」

休職前よりも意欲や気力も減退し、死にたい気持ちは膨張していく。

休職期限まで残り一週間。会社に行くことを想像するだけで胸の苦しさは重たくなり、息が詰まる。毎朝、通勤時間に合わせて起きることすらできていない。

仕事に戻れる状態ではなかったのは明白だ。しかし、私にとっては会社に戻ることが全てであり、嘘をついてでも会社に戻ろうとした。

私は復職判定の診察で、

「先生。もう大丈夫そうです。朝も7時頃に決まった時間に起きることができるし、日中も家事や運動もできるようになった。集中力も回復して、人に会ってもそこまでストレスを感じなくなってきているから」

と、でまかせを言った。

おそらく先生は会社で戻れる状態ではないのはわかっていただろう。しかし、復職可能の診断書を書いてもらい、そのまま会社に提出した。

「１日でも早く職場復帰しなければ周りに迷惑をかけてしまう。ここで戻れなければ社会復帰が二度とできなくなる。絶対に戻らなければ…」

念願の職場復帰が決まっても焦燥感、切迫感が強まるばかりで嬉しさなどなかった。

診断書には業務時間軽減、残業禁止などの配慮事項は書かれていない。フルタイムでの復職だ。だが、会社は営業を続けるのはストレスになるだろうと、職場復帰の際には入社前から希望していた開発職に異動をしてくれるとのことだった。


「営業のストレスがうつの原因だったからもう大丈夫なはず。やっと営業から解放されるし、異動してもすぐ業務を任されたりするわけではないだろう…。開発だったらパソコンの前で座っているだけでいいから、病状が回復するのを待てば何とかなるかもしれない…」

そう高をくくっていた。とうとう復帰初日、鉛のように重たい体を引きずり会社に向かう。

「これまでの違う部署、業務で大丈夫なのだろうか…。うつで休んでいた人と周りから思われているだろう…。でもどうやって休んでいた理由を説明したらいいのだろう…。変な目で見られて、腫れ物のように扱われているのだろう…」

心配事で頭がいっぱいだ。出社して部署全体に挨拶をする。


その後、業務に入る前に私の面倒見役の上司との面談があった。

急いで仕事をする必要はないし会社に来ることだけに慣れればいい、時間になったら残業などはしないで帰ってよい、と配慮もしてくれるようだ。当面はプロジェクト開発には関わらず、簡単なプログラムを組みながら学んだリハビリをすればよいとのことだった。

業務が始まり、私はオフィスで座ってモニターをただ眺めているだけだった。だが、身体が重苦しくてじっと座っていられない。頭痛、吐き気にも襲われる。

予想よりもはるかに業務に集中できないのだ。上司に「大丈夫か」と聞かれても、つらいとも言えず「何とか大丈夫そうです」と言うだけことが精一杯だ。

30分、１時間が途方もなく長く感じる。１日会社に座っているだけでもう限界だ。周りからも阻害されているように思ってしまい、居場所の無さ、居心地の悪さもある。

向かいのデスクには同期入社メンバーが、プロジェクトの一員として平然な顔で業務をこなしている。

「自分の方ができると思っていたのに…座っていることすらできないし、何もできていない。同期は当たり前のように仕事をしている。会社に貢献しているのに…」

社会生活すら送れなくなった現実を見せつけられる。これまで築き上げた自信がガラガラと崩れていく。復職して数日経った頃には座っていることもままならなかった。

1時間ごとにトイレに逃げ込んでは胃の中のものを全部戻して、便座に座りトイレのドアにおでこを打ち付けながら、「もう仕事ができない…このままじゃダメだ」と、うなだれていた。通勤電車でも吐き気が止まらず、一駅から二駅ごとに途中で降りてはトイレに駆け込んでいた。何としてでも復職しなければと仕事にしがみついていたがもう無理だった。


「開発部でも戦力として扱われていない…。会社のお荷物になっている…。社会不適合者だ。メンタル的におかしくなってしまった…。この場から消えてしまいたい…この苦しみは死ぬしか逃れる方法はない…」

死が頭からこびりついて離れない。こころがグチャグチャで復職してからの記憶が抜け落ちているのだが、2週間も耐えられずに再休職になった。

「自分は病気では…うつ病ではない…。怠けているだけかもしれないから、会社に戻れるようにもっともっと努力しなければ…。でも、もうこれまでのように働けるなんて思えない…。でも…このままじゃいけない…」

2度目の休職に至ったにも関わらず、うつで働けなくなった現実を認められなかった。再休職をしてからも家の周りを歩いたり、ジム通いをしたり、図書館に通ったり、できる限りのことをした。

このままじゃダメだと自分を責め続けて、頑張れば頑張るほどこころはすり減っていく。何度もネガティブな妄想にふけり、こころの深い闇は大きく膨れ上がっていく。

もう耐えられないくらいに。うつや死にたい気持ちが長引くとパートナー、友人とも距離を置くようになった。

1人で塞ぎ込み、誰とも関わらず、明るい未来を想像できずに嘆き続ける。

睡眠導入剤、抗うつ薬、気分安定薬、抗不安薬、栄養剤と薬の種類も量も増えていく。精神薬の作用で思考と行動を押さえつけられ、気力を振り絞って頑張ろうにも頭がボーッと抑制されていく。

仕事ができる状態に戻るわけなどなかった。本当に必要だったのは全てを手放して休むことだったのだろう。だが、うつを治さなければと血まみれの状態で抗い続けた。

もがけばもがくほど底なし沼にはまるように、うつはひどくなっていく。

実家の母に近況を連絡した時に、

「もうダメだ、つらい。眠れないし、体も動かない。仕事に戻れないしどうしたらいいのかわからないし。仕事を辞めるわけにもいかないし。死んだ方がましだ…」

抱えきれない痛みをぶつけ続けるようにもなった。私がうつになっていることは母に電話で伝えて知っていた。だが、私が上京してから東京のアパートに1度も様子を見にきたりすることはなかった。私は母に、

「死にたい。死にたい。死にたい。死にたい」と何度も訴え続けた。

母に助けてほしい、守ってほしい、という気持ちを「死にたい」という言葉で表現していた。何度も何度も訴え続け、ようやく事の重大性を理解したのか、母は東京まで駆けつけてくれた。しかし、私は素直に喜べず来てくれた母に向かって
「親父ががんで余命わずかなことも嘘をついていたし、相談なしで家を立て替えて居場所を奪うし、ここまでボロボロになるまで頑張って死にたいって言っているのに放っておくだなんて信じられない。親であればすぐにでも駆けつけて何がなんでも子どもの命を守って当然だろ」
と、これまでの不信感と憤りをぶつけた。

そして再休職してから３ヶ月。

希死念慮が顕著に現れ、治療の成果もみられない。結局復職できる状態にまで回復することはできなかった。

そのため母、社長と人事部長との４者面談が設定されて私は仕事を失った。

仕事だけではない、自分自身さえも崩れ去っていった。絶望の淵に突き落とされるほどの衝撃であったが、何も感じられないくらいに憔悴しきっていた。

底つき

会社を解雇された私には、これからどうやって生きていくのかが全く描けない。学生時代から付き合っていた人もいて、将来のことも真剣に考えていたが一方的に別れを告げた。「うつ病」を盾に、家庭をもち共に生きる責任から逃げるようでもあった。

「うつ病」になることで仕事、パートナー、友人、社会とのつながりは次第に無くなっていき、１人になっていく。

私は全てを失った。東京に１人で生活するのは自殺のリスクもあったため、半ば強制的に新潟の実家に帰ることになった。

カウンセラーの夢を叶えるための上京生活であったが、失意の帰郷であった。

実家に戻ってから抜け殻のようであった。身体が重たく起き上がれない。伏したままの状態で「ああ…うう…がぁぁぁぁぁ」とうめき声をあげる。

「死にたい。つらい。もう治るわけがない…」と言葉がとめどなく垂れ流れる。枕に顔を埋めて、家中に聞こえるくらいの大きな声で叫ぶこともある。


「こんなに苦しいのは父が亡くなってから…守ってくれなかった母のせいだ…」

「会社が悪い…何であんなに働かなければいけない…」

「もう一生このままだ…俺の人生どうしてくれる…」

うつになったのは周りが悪いと、怒りが収まらない。リビングの椅子など手当たり次第に蹴り飛ばし、投げたりして当たり散らす。幼稚な行動かもしれない。

だが、そうやって抱えきれない感情を発散することしかできないのだ。

うつになったこと、解雇されて実家に帰ってきたことを誰にも知られたくなくて、家の外に出ることにも抵抗があり、

「もしも知っている人にあったらどうしよう…。何しているのって言われたら…、何も答えられない。変な目で見られるに違いない…。合わせる顔がない…」

こうして外出もできなくなり、家に引きこもる時間が増えていく。

居場所は布団の上か、居間で横になりながらインターネットの世界に居続けるくらいだ。

しかし、インターネットの世界もストレスで溢れていた。

SNSを見ていると同年代の友人の〈昨日入籍しました〉〈子どもが産まれました〉〈昨日は仕事で○○まで出張しました〉といった些細な日常の書き込みが目に入る。

「周りは順風満帆な人生を送っているのに、自分はうつになって仕事さえできなくて…。こんな自分は生きている意味がない…」

周りと比較をしては、うつになった自分を恥じて、否定し続けた。

それだけではない。当時はリーマンショックの影響で世界経済が停滞し、就職率の低下やリストラ、失業率の悪化のニュースが頻繁に流れていた。

「厳しい社会情勢…自分が働ける場所はもうどこにもないのだろう…」

すべての出来事を否定的に捉え、インターネット上にも安心できる場所などないのだ。

苦しくて死んでしまいたいくらい、うつの底は深くどこまでも落ちていく。会社を辞めれば楽になる、うつは治る、ストレスから解放されると思っていたがそんなことはなかった。

それでも私は、

「職場環境や業務内容のレベルを落とせば、うつになっても働けそうだけど…誰にでもできそうなアルバイトなどはやりたくない。もっと私はいい場所で働くべき人間だから…」

高すぎるプライドが邪魔をしていた。自己像を大きく見せようとすることが、うつをさらにこじらせていた。

例えば、体調がよくなってからの就職先は、安定してハイキャリアである都庁や国家公務員がいいと思っていた。そのため実家に戻ってから、公務員試験を受けようと資格スクールの教材を申し込むなど突拍子もないこともしはじめた。

ただ、教材が届いて勉強をしようとしても、

「テキストがただの記号にしか見えない…。文字を追うことすらも難しい…理解ができないし、記憶もできない…」

本を読むことすらできず、社会復帰への焦りを掻き立てられるばかりだ。結局、教材はクー

リングオフをして公務員試験を諦めた。

他にも臨床心理学指定大学院の進学をしようと資料を取り寄せたり、看護学校受験対策セミナーを受けたりもした。働かない頭を必死に使って、現状を何とか打破しようともがき続ける。消えかかっているエネルギーを絞り出すように、あれこれ手を出した。

しかし、どれも上手くいくわけなどなく、抜け出そうともがけばもがくほど、お金や体力だけが浪費されていく。

焦って社会復帰を目指すことは失敗体験を積み重ねるだけであった。

その度に自信を失い、自分を責めて、さらにうつが増していき、泥沼からさらに抜け出せなくなっていく。

私は自分の心身の深刻さが全く見えていなかった。

休まなければいけない状況を理解できていないのだ。

この無計画な行動からも医師から双極性障害と伝えられることもあった。私としては「うつ」から抜け出そうとした、自然なもがき、自己防衛反応であったのだが…。

これまでに、反復性うつ病性障害、うつ状態、双極性障害などいくつかの診断名がつけられ、自分がどんな病気なのかもわからなくなっていった。

そして実家に戻ってからいくつかの心療内科・精神科を受診してみたものの、診察では十分に話を聞いてもらえず、薬の内容が変わったり増えたりするだけでなかなか信頼が置けなかったのだ。

実家近くには精神科や心療内科クリニックの数も数えるほどしかなく選択肢が限られており、実家に戻ってからの病院選びにも一苦労であった。

そんな時に叔母が、

「いいおじいさん先生がいる心療内科があるからそこに相談してみたらいいよ。おばちゃん連れて行ってあげるし、これまでのことを説明するのも手伝うからさ」

と紹介をしてくれ、叔母が信頼している先生なのだから大丈夫だろう、と受診することにした。叔母に付き添ってもらい、一緒におじいさん先生のもとへ行った。

病院は一軒家に心療内科の看板がかけられていて、昔ながらの自宅兼診療所であった。裏口玄関から入り、待合室には年季の入った革張のソファがある。薄暗いがとても静かで落ち着く雰囲気である。

叔母と一緒に腰掛け、あたりをキョロキョロとしながら待っていると私の名前が呼ばれた診察室にはシワシワのおじいさん先生が座っていた。物腰が柔らかそうで優しそうでありながらも、地に足がしっかりついてドッシリとしている不思議な印象だ。

叔母が私に変わって病状や東京で仕事をしていた時の事などを事細かに説明してくれた。

おじいさん先生は、

「ああ、そうか。そいつは大変だったなぁ…」

静かに耳を傾けてくれている。おじいさん先生はしっかり聞いてくれたのだ。

「傷病手当金の書類を書くから、ちょっと貸して。自立支援医療も書くから。あと薬も調整しよう」

対話をしながら薬の調整や、必要な手続きや書類作成もささっと対応してくれた。どこか人間味を感じる先生であり場当たり的な対応ではなく、１人の人として真剣に向き合ってくれるのがわかり、とても安心することができた。

私はおじいさん先生のところで治療をすすめることにした。

まずは私に合った精神薬の組み合わせ探しからだ。抗うつ薬、抗不安薬、抗精神病薬、睡眠薬、気分安定薬…多種多様の薬をおじいさん先生と相談しながら飲んでいく。人体実験に近いようなものだ。時には副作用で悩まされることもあった。ある抗うつ薬を飲んだ時は、副作用で朝も昼も鉛のように体が重たくなり、目が開けるのもできないくらいの眠気に襲われた。

別の薬では突然ふくらはぎの内側がむず痒くなり、じっと座っていられなくなった。身体の内側から生じる痒みなのでかくことができず、ムズムズした不快感で眠ることもできなくなった。副作用が出た時にはすぐに先生に電話や診察で相談し、親身に聞いてくれた。

調整に2ヶ月くらいかかっただろう。

私の場合は、抗うつ薬（ＳＳＲＩ）、抗精神病薬（マイナートランキライザー）、抗不安薬2種類、気分安定薬2種類、睡眠薬（超短時間型、中間型）のセットで気持ちや活動面で改善がみられるようになった。

内服薬のセットも決まり、治療もようやく少し前進した。しかし、必ずしも治療経過は右肩上がりに改善していくわけではない。

突然、ガタッと気持ちが重苦しくなり落ち込むような下り階段の時もあれば、階段の踊り場のように状態の改善も悪化もみられない歯がゆい時期もある。

いい状態と悪い状態を繰り返しながら、病状は経過していく。

「今日はすごく気分がいい。この調子でいけば治るかもしれない」

「ああ、また調子が悪くなった…。薬を飲んでも治らないかもしれない…もうダメかも…」

心身の状態に一喜一憂し、翻弄もされる。落ち込みが長く続いたある日の診察で、

「先生。気持ちがつらいだけじゃなくて、もう何もできないしやる気も起きない…。けどこのままじゃダメだし、頑張らなきゃいけないと思うけど…」と、訴えると、

「元気が出る薬だから。ひとまずこれを飲んでみて、どんな感じだったか教えて」

いつもとは違う薬を処方してくれた。元気が出る薬と先生が言っていたが…少し嫌な予感がした。帰ってからインターネットで検索すると、その薬は中枢神経を刺激し脳を覚醒させるこ

とで意欲を向上させるものであった。

覚醒作用や依存性、肝毒性も高い薬とサイトでは説明が書かれており、飲んだら依存してしまいそうな薬で危険なのでは…と、不安がよぎった。

この薬だけは絶対に飲みたくないと先生に伝えて、内服せず中止となった。

「これを飲んだら覚醒作用に依存してしまって、薬漬けになってしまうところだった…。本当に自分はうつになって何もできなくなるくらいにボロボロだったのかも…。

薬がうつを治してくれると思っていたけど…精神薬は症状を抑えてくれるだけで、根本的に直してくれるとは思えない…。まずはしっかりと休んで、しっかり治療に臨まないといけないのでは…」

このことがきっかけとなり、私は薬漬け一歩手前の精神状態であること、もう限界であることを認識した。

退職してから状態は悪くなり続け、うつの深い闇に落ち続けて、底まで落ちてしまった。

そして、仕事や都会の喧騒を離れて、自然豊かな故郷の新潟に帰って何もせずしっかり休むことに専念した。

休息をとり落ち着きを取り戻し、少しずつ自分を見つめ直せるようになってくると、

「うつになったのは父が亡くなったせい、母が私の居場所を奪い守ってくれなかったせい、職場環境が悪かったせいと、誰かのせいにしてきたけど…。

もしかしたら自分の生き方が、うつにつながったのでは…。誰かの期待に答えようとしたり、こうあらねばと役割に徹しすぎたり、自己犠牲を払ってまで頑張りすぎる生き方が私を苦しめていたのでは…。周りの評価を落とさないように完璧にやりすぎていたこととか…」

さらに、「自分の人生はなぜこんな苦しい状況が続いているのだろう。これまで頑張り続けたのは自分が望んだことなのだろうか。自信のなさから周りに認められようと、自分を滅ぼすくらいに努力しすぎていたのでは」

「何でもできる自分を作り上げてきたけど…等身大じゃなくて、見せかけの自分だったのかもしれない…。もうすでに動けないくらいボロボロなのに無理に無理を重ねて、更に悪化させて

しまった…。薬を飲んでも根本的な回復は難しい…。

もしかしたらこれまでの人生を振り返り、生き方を変える時期がきたのかもしれない…」

うつになったのは誰のせいでもなく、私の生き方の問題でもあり、私が変わらなければ根本的に治らないのではないのだろうか、とうっすらと気づきはじめていった。

第4章

愛情のかたち

満たされない愛情と異性関係

うつの殻に閉じこもる生活が続くと、社会との接点は当然のように無くなり、何もすることも関わる人もいない。誰かと一緒にいるのが怖くてしょうがないが、相反して誰かとつながって甘えていたい気持ちもある。

とめどない寂しさ、認められたい欲求、守ってもらいたい欲求は埋めても埋めても埋めきれない。こころにぽっかりと穴が空き、孤独感と空虚感であふれ、私をどんどん追い詰める。

「自分の痛みや生きづらさを理解してくれる人はいるはずがない…。同僚も…友達も…パートナーも…家族も…。誰かに助けて欲しい…でも、どうせ頼っても助けてもらえない…でももう1人では耐えきれない…」

横になり、まどろみながら手元には携帯電話やパソコン。インターネットやケータイゲーム、SNSにかじりつき、何かとつながって気を紛らわせていなければ、自分が保てないのだ。

特に動画やゲームをする時だけはこころの重苦しさから目を逸らすことができるのだ。

当時、携帯電話のケータイゲームが流行っており、ゲームだけでなくチャットやメッセージなどで友達を作れる機能があった。

私はゲームにはあまり興味はないのだが、誰でも良いので女性と仲良くなりたかった。手当たり次第に女性にメッセージを送信しては、相手をしてくれる人を昼夜問わず探していた。

プロフィールには、「東京でサラリーマンをして、こちらに引っ越してきました」と、うつであることや仕事をしていないことは伏せて、真面目な好青年のように取り繕った。

メッセージを送っても反応がない人もいれば、私に興味を持ってくれる人もいる。数打てば当たるではないが、返信のあった複数の人と同時にメッセージのやり取りを繰り返していた。

はじめはお互いの身の上の話やどんな人なのかを知りながら、打ち解けてくると、もっと仲良くなりたいですね、会ってみたいですね、と親密な関係を築けるようにメッセージをやり取りしていく。

この時、私は友達を探そうとは更々思っていない。性的な関係をもつこと、快楽に溺れることにしか興味がないのだ。インスタントな交わり、性欲やこころの痛みの捌け口だけを求めていたのだ。

こうして携帯電話を通して知り合った女性と体を重ね合わせていく。お互い本名や素性なども知らない。ただ交わり続けていく。裸で抱き合っている時だけは性的快感や恍惚感、興奮が不安や恐怖、焦り、憂鬱を掻き消して紛らわせてくれる。

つながっている時だけは「私の存在を受け入れてもらえた」と、安心感に包まれるのだ。私は…体を通して誰かとつながることで自分の存在を確かめていたのだ。交わりをもつ時だけはこころの痛みを忘れていた。私の存在がそこにいていいと思える瞬間なのだ。私は衝動的な異性との交わりに没頭して深みにはまっていく。

しかし、異性との不純な関係を繰り返すほど、不安や寂しさ、空虚感は大きくなるばかりだ。快楽に溺れて…痛みや孤独から逃げるほど、現実世界に戻った時に、「結局自分はひとり…」と孤独であることを突きつけられる。

仲良くなった異性と別れが生じる度にこころの痛みはさらに増していく。

「愛されたい。受け止めてもらいたい」という飢えは埋められず、膨張していく。それは私だけでなかっただろう。相手の女性もまた何らかの痛みを抱えていた。

手首にはリストカット痕があったり、両親の不和や子ども時代に両親に受け入れてもらえなかった経験からか、抱えきれない寂しさに襲われたりする人もいた。

まるでお互いのこころの痛みが引き寄せ合い、傷を舐めあっているかのようだ。自己中心的な交わりが増えれば増えるほど、

「何て馬鹿なことをしてしまったのだろう。結局寂しさしか残らない…。女性に逃げる自分が許せないし、消えてしまったほうがいい…」

自分を更に責め続ける。体の関係でこころが満たされていくのは幻想でしかない。こころを癒すどころか、生傷をグチャグチャに掻き毟られるように…痛みは増していく。

自傷行為でしかないのだ。しかし、女性関係を続けても痛みからは逃れられないと頭でわかっていても止められるものではなかった。

なぜ女性ばかりを求め続けたのだろう。それは愛情の飢餓感、そして満たされない母親への思慕が表面化した結果だろう。母は全く何もしてくれなかったわけではない。実家に帰ればご飯を作ってくれることもあった。風邪をひけば心配してくれた。

しかし、母は私にだけ父の余命はあとわずかにも関わらず病気はすぐ治ると嘘をついた。

相談もなく実家を建て替えて私の居場所を奪った。父が亡くなってからもそうだ。「遺族年金がもらえなくなるから、孫の面倒をみるから」と理由をつけ、父の死後、一度も働いたことがない。

当時、私はまだ中学生で幼かったにも関わらずである。私を何としてでも守るという気概を感じたことが…記憶を巡らせても見つからない。

子どもの頃の写真を見てもそうだ。

母に暖かく抱きしめられている写真は見当たらない。どの写真も父に抱かれて守られているのだ。母に抱きしめられ、暖かく包まれる感覚が私には欠落している。

何がなんでも子どもを守り抜くという愛情、安心を感じたことがないのだ。

女々しいかもしれない。今でも母が母の役割をしてくれなかったことに怒りや許せない気持ちを抱いていいしまっているのは紛れもない事実だ。

母は生きて存在している。だが、私のこころの中には守ってくれる母はどこにもいないのだ。

父が亡くなりこころの支えがなくなった私にとって、自分の命は自分で守るしかないのだ。

母が頼りないので、

「お父さんが亡くなって経済的にも厳しいから、学費は奨学金でもアルバイトでもして自分で何とかする。授業料免除だって良い成績を取り続ければ大丈夫だし、面倒見てもらわなくてもいいから」

と強がっていた。中学を卒業してから経済的な面でも自分で責任を負い、親の役割を自分で担うしかなかったのだ。

そして、上京してからも私が「死にたい」と訴えつづけるまで、母は駆けつけてくれることはなかったのだ。

「自分を守ってくれる人なんていない。どうせ母に愛情や助けを求めても、何もしてくれない…。何をしても安心できないし、もうダメなのだろう…」

そんな母への怒りや憎しみを通り越して、愛情を求めることを諦めた。

私は生きることに安心感を抱けず希望すら見出せなくなっていく。愛情に渇望した私は寂しさを埋めるために、母親代わりの女性を探し続けていたのだろう。

一時でもいいから私の生まれたままの姿を受け入れてくれる人が欲しかった。

母のような温もりを求め、安心を感じていたかったのだ。

一時的な異性関係に愛情などの感情はない。底が空いたバケツに一時的な快楽が通り抜けるだけなのだ。私の場合は母との暖かい情緒的な関係、基本的信頼感を築けなかったことが、自己不全感や空虚感につながっている。

異性関係が乱れていくと罪悪感を抱き、自分を責めていく。そんな自分を誰かに受け止めて欲しくてさらに異性を求め、自分を許せなくなり自分を傷つける。

こうやってさらにうつをひどくしていったのだろう。

正直、異性関係については触れたくない事だ。家族にとっても嫌な気分をさせてしまうこともあるから書くことにはとてもためらった。だが、私のうつと共に生きてきた過程において外すことができないくらい大切なことである。

不適切な異性関係を求めることは、子どもの頃に満たされなかった母親の愛情欲求を解消しようとしたり、快楽刺激によってネガティブな感情を紛らわそうとしたり、罪悪感で自分を痛めつけたり、無意識的にとる行動なのではないのだろうか。

奔放な性行為は一時的には快楽に溺れることができる。

だが、こころの奥底では不道徳な行為をとったことに対して罪悪感を重ねていくだけだ。より一層自分を痛めつけて憂鬱な精神症状が悪化する負の連鎖に陥っていく。

時にはパートナー関係が破綻し、大切な人や家族を失っていくこともあるだろう。現実から逃げ、本当に向き合わなければならないことは何も解決しないことの方が多い。

「死にたくてどうしようもない」私にとっては、「何が何でも生き延びる」ためにとった対処行動の側面もあった。自らの命を守るための方法だ。生まれたままの姿を受け止めてもらい、交わりをもつことで痛みや苦しみを和らげるのだ。


痛みをどこにも吐き出せず1人で抱え続けた場合、命さえも断っていたかもしれない。当時の私の場合は不特定多数の女性関係をもつことで精一杯であった。道徳的、倫理的に許されないこともあるかもしれないが…。

不適切な異性関係を繰り返していくことは、母親との関係性を見つめ直すきっかけになった。異性関係を通して自傷行為を続けていることに気づき、自身の精神的不調の原因について理解を深めるきっかけにもなった。

うつと向き合うために不可避なプロセスでもあったのだろう。

過去に犯してしまった事実は変わるわけではない。私と同様に異性関係に溺れて、人間関係が崩壊したり、自分を責め続けたりする人も少なくないのだろう。

しかし、こころが苦しい時に「生きる」「命を守る」ために必要な対処方法だったかもしれない。そして自分自身と向き合いうつと共に生きていくために必要なプロセスであったかもしれない。

もし、同じようなことで自分を許せない人がいるのであれば、あなたにとって必要な過程だったと捉え直してもよいのではないのだろうか。これ以上、息ができなくなるくらい自分を責めて、自らを傷だらけにしなくてもよいのではないだろうか。


時には本位、不本意問わず相手を傷つけたり、裏切ってしまったり、過ちを犯してしまうこともあるだろう。人間だもの、それはしょうがない。過去を悔いる時期もあるだろう。だが、それだけではない。自分の中で生じている課題に向き合い、これからどう生きていくのか考えるきっかけにすることもできるのだ。

私は異性関係について書くことは周りの信用を失うのではないのだろうか、と常に恐怖心を持っている。

　しかし、私の実体験を語ることで同じような過去や痛み、悲しみを抱える人にとって、免罪符代わりになるのであれば、癒しになるのであれば幸いだ。ただその思いだけでこの章を書くことに決めた。

抜け出すヒント③ 自傷行為に気づき自分を愛する

何故、自分がそういった異性関係を続けてしまうのだろうか。うつになって自分と向き合うまで全く気づかなかった。何で繰り返してしまうのだろう…と時間をかけて見つめ直していくしかなかった。〈愛着性障害〉〈境界性障害〉〈ボーダーライン〉をキーワードにした本を何冊も読んだ。本や事例を読んで行く中で、承認欲求や愛情不足によって他人や特に異性との関係をうまく築けないこと、別れることへの恐怖感や関係性へのしがみつきがまさに当てはまっていた。

異性関係においてうまくいかないのは相手ではなく、私のこころの問題であると気づいた。母親に愛して欲しかったが満たされない思いを、誰かに埋めてもらおうとしていたのだ。うつの苦しみも深くなると、一時的でもいいから不特定多数の女性との交わりを求め続けていた。交わる時だけはうつの苦しみや痛みから解放されるからだ。

そして女性と出会うスリルも快感に近い刺激となり、憂うつな気分を晴らしてくれていた。時には異性を我が物にすることで、こころの奥底に秘めていた攻撃性を表現したかったのかもしれない。幼稚で女性を軽視した関わり方だと恥じるばかりなのだが、その時はそうする方法でしか、生き延びることができなかったと思う。

しかし、そんなインスタントな独りよがりな関係を続けていてもうつの沼により一層はまるだけであった。ある意味、自傷行為と私は捉えている。その悪循環に気づき、異性に埋めきれない愛情を求めるのではなく、自分で自分を大切にして満たしてあげる練習をすることにした。

例えば頑張ったら自分に御褒美を買ってあげる、褒めてあげるなどだ。時には衝動的に異性に走ってしまいそうになることもあるが、そういう時は「また同じことを繰り返すと後悔で苦しくなるぞ。気をつけろ」といつものパターンにはまりそうなのに気づき、足を止めるようにした。

そして、「異性との関わり以外で自分がやりたくてこころから楽しめそうなこと」に意識を向けるようにしたのだ。例えば、車に乗って海を眺めに行く、温泉に行く、気になっていたご飯屋さんに行く、ずっとやりたかったゲームをするなどだ。気持ちが楽だなぁ、楽しいなぁ、嬉しいなぁ、心地よいいなぁと思えることをすることで、満たされなかった欲求を自分で満たしていけるのだ。

何がやりたいのかわからないこともあるだろう。そういう時は「子どもの頃好きだった場所、遊び、物、食べ物」を思い出して、こころの内側がほっこりとほころぶようなことを選んでいくとよいだろう。自分が楽しめることを繰り返していくと、自分で自分を大切にして愛情を満たしていけるのがわかるようになる。

異性との交わりを介さなくても、欲求を満たせるという成功体験を積み重ねることで、衝動的な行為は防げるようになっていった。

そして、衝動的な異性との交わりはとても短絡的な行動でもあると認識をするよいだろう。目の前のインスタントな快楽を得ることができるが、大きな代償を伴うだろう。

昨今ではＨＩＶ感染や梅毒などの性感染症にかかる人が増えており、不特定多数との交わりは非常に危険である。性感染症に感染すれば、大切なパートナーに移して傷つけてしまうリスクがある。関係性が崩壊するきっかけにもなるだろう。

そういった行為を繰り返していくことで社会的な信用も失っていくこともある。自分のこころにも後悔や罪悪感が積み重なり続けるため、うつの再発や悪化にもつながりかねない。

インスタントな異性との関わりを持つことのリスクや失うであろうことをきちんと理解

する必要がある。その上で、異性関係と人生において自分が大切にしたいことと天秤にかけるのだ。

私が人生において最も大切にしたいのは家族だ。私にはもったいないくらいの妻、そして生まれたばかりの息子がいる。私たち家族3人が安心して、にこにこと笑って過ごせる居場所を守り続けたいとこころから思う。

息子がすくすくとのびのびと育てる家庭を妻と2人で築いていきたい。そして家族を守るためにも、うつが再発することも避けたいのだ。もうこれ以上、自分も家族も傷つけたくないのだ。

だからこそ私はそういうことをしたくないと思うし、この悪循環から抜け出すことができた。自暴自棄な異性関係は一種の自傷行為と解釈することができるだろう。

何をそんなに苦しんでいるのだろう、何にストレスを抱えているのだろう、何を求めてそういった異性関係が続いてしまうのだろう、ときちんと向き合うきっかけになればよいのではないだろうか。

祖母の愛

実家では90歳になる祖母と一緒に暮らしていた。祖母は私のことを心配してくれて、

「宏、おばあちゃんの部屋のこたつにでも入りない。あったためてあるから。暖かいお茶もいれるし、ゆっくり休みなさい。起きているの辛かったらおばあちゃんのベッドで寝てもいいしさ」

私の顔を見る度に声をかけてくれていた。

私は小さい頃は祖母と過ごしていた時間も長かったので、素直に甘えることができた。こたつでごろ寝をすることもあれば、祖母の介護用ベッドで眠っている時もあった。

祖母のいる空間は安心感があり、私を包んで守ってくれているようなのだ。私は祖母のところに毎日のように足を運んだ。時には、

「もう死にたいくらいつらい。死んだ方が楽だよ…」

「これからどうしたらいいかわからない…うつが治るなんて思えない…」

「簡単なアルバイトだってできそうにもないのに、仕事なんてもう無理だよ…」

「親は子どもを守って当然なのに…母は何もしてくれなかった。母を親とは思えない…」
「何で自分だけがこんな苦しい思いをしなければならないのか…」

祖母に対して、やりきれない思いを吐き出すこともあった。祖母はそんな私の嘆きをありのまま、ずっと側で聴いてくれていた。否定することもなく、私が感じていることを全て受け止め続けてくれる。

私の存在を、私の痛みを認めてくれることがありがたかった。祖母は何度も何度も私に、
「今は休む時期だからね。もう一度やり直してもいいじゃない。カウンセラーとか看護師とかさ、やりたい仕事の準備をしてもいいじゃない。資格でも取って、やり直したらいいじゃない。人生は長いし今はつらい時期かもしれないけど、必ずいい時はくるからね。学校行ったりするにも学費はかかるかもしれないけど、おばあちゃんが何とかするから。宏は何も心配しなくていいからね。大丈夫だからね」

私に言い聞かせ続けてくれた。

祖母は真剣に私がこれからどうしたらよいのかを考えてくれていた。祖母は私のうつがよく

なること、必ずこの暗闇から抜け出せることを信じ続けてくれいていた。ボロボロに崩れ落ちた私のこころを支えてくれたのだ。

何があっても私のことを守るという明確なメッセージであった。祖母の愛情が私の飢えたこころを少しずつ、少しずつ潤してくれる。そして将来に絶望していた私に手を差し伸べ、もう一度、生き直すきっかけになる。

「今は仕事ができないかもしれないけど…。おばあちゃんの言うように今はダメでもやり直せばいいのか…。まず自分の生活の基盤を建て直さないと…。カウンセラーにはなりたいけど、現実的には看護師がいいかもしれない。看護師学校に通って資格さえとれれば経済的にも安定するし、これまでのホスピスの経験や学んできた心理学の知識だって患者ケアに活かせることができるし。

治療は続けなければいけないだろうけど、学校に通うことは何とかできるかもしれない。学生生活でリハビリをして、仕事ができる状態まで戻すことができるかも…」

これまではうつの深い真っ暗闇の中で、どこに進んだらいいのかさえわからなかった。

だが、祖母が私の未来を信じ続けてくれたおかげで、トンネルの出口の光が見えるように未来のイメージが朧げに浮かぶようになってくる。淡い期待かもしれない。だが、希望が僅かに見えるだけで頑張ってみようかな、という気持ちが生まれてくる。

愛情、安心感、希望…父が亡くなってからずっと探し求めていたものを初めて感じた。

「看護学校に進学してみよう」

覚悟は決まった。まずは治療が最優先だ。そのため実家から通える距離の学校が一番望ましい。看護学校一覧やインターネットなどで、学費的にも距離的にも通えそうな学校を探していく。祖母、叔母、従姉妹も学校探しに協力をしてくれた。

すると、実家から車で15分くらいのところに新設の看護専門学校があることがわかった。資料を取り寄せると面接だけの社会人入試枠がある。

「普通受験で高校生の頃の勉強を思い出すのは現実的ではない。そもそも本も読むのも億劫だし受験に耐えうる状態じゃない…。でも面接だけなら何とかなるかもしれない。これにかけてみよう」

わずかな力を振りしぼって受験願書を書き上げた。願書を提出してから1週間くらい気力が湧かずエネルギー切れになっていたが、面接試験までどうにかこじつけた。

面接当日。面接室には見るからにベテラン看護師、といわんばかりの気が強そうなおばさま教員が2人座っている。

「看護師を目指した動機を教えてください。あと社会人入学と周りは若い子らが多いけどやっていけそうですか」

ここまで生きることができました。大学ではカウンセラーを目指して心理学を勉強しホスピスで終末期医療の現場に携わっていましたが、卒業後は社会人としての企業経験を積みたくて就職しました。営業職を中心にしておりましたが、やはり誰かのために仕事がしたいことに気づきました。

もともとカウンセラー志望でしたが、看護師はどの職種よりも患者の傍で寄り添い支えることができるため、私は目指すことに決めました。同級生は私よりも年下が多くなるかと思いますが抵抗はありません。むしろ同級生から学ばせてもらう事の方が多いと思います。よろしくお願いいたします」

うつであることは一切言わずに隠し続けた。背筋をピンと伸ばして目に力を込め、声も大きくハキハキとさせて、看護師への思いを熱く伝えた。うつであることがバレたりしていないだろうか…と、ドキドキしながらも面接ではやれることは全てやりきったので、あとは結果を待つだけだ。

後日、封書が届き中を確認すると「合格」の２文字が記されていた。祖母に伝えると、「よかったね。これからだからね。大丈夫だからね。無理しないように少しずつ頑張りなさいね」と、喜んでくれた。

こうして来春からの看護師に向けての再スタートが約束された。看護師になるという目標ができ、社会復帰への道筋が明確になり、うつの泥沼からの出口が見えた瞬間だ。

抜け出すヒント④　祖母の愛情と希望

生きることへの安心感は簡単には持てるものではなく、こころが空っぽな感覚は今でもふとした時によぎる。私の場合は幸いにも全てを受け止めてくれる祖母がいた。祖母の存在がこころの隙間を満たしてくれた。何度も私の痛みに向き合い受け止め続けてくれたのだ。死にたい気持ちも、母への怒りも、未来への絶望も、自信のなさもありのままを認めてくれた。祖母が必ず辛い時期が終わりいい時が来ると信じて励まし、私のよい未来が必ずあることを信じてくれたおかげだ。祖母の存在そのものに安心を感じられたのだろう。

うつで苦しい時期は耐えることで精いっぱいで、祖母のありがたさには全く気づけなかった。うつの嵐がおさまり周りに目を向けられるようになると、「祖母がずっと守ってくれていた。心配してくれていた。祖母がもう一度やり直すきっかけをくれたのだ」と祖母の愛に気づいて、涙が溢れた。はじめて自分を守ってくれる家族の存在に気付いたのだ。はじめて「愛されている」と感じることができ、私のこころを安心感や信頼感で癒してくれたのだ。

そしてうつが長く続き、もう治らないと未来に対して絶望しか抱くことができなかった私の中に、「看護学校に行き卒業すれば社会復帰ができる」という、未来への具体的な道筋が描けた時に希望が生まれてきたのだ。

うつをなくそうとしたわけではなく、未来への希望とその道筋が見えた時に「もう少し生きてみよう」という力強さが奥底から湧き上がってきたのだ。

第5章

うつと向き合う

精神科デイケア

看護学校は決まったが、まだ学校に通い続ける自信はない。夜もほとんど安心して眠れていないし、朝も昼もろくに起きていられない。誰かと電話でもメールでもコミュニケーションをとることが億劫で躊躇してしまう。

本も字面を追うだけで内容が理解できない。新しい物事を記憶したり、集中を続けたりすることも難しい。今のままでは国家試験に合格どころか、学校に通うことすらも高いハードルだ。入学するまでに学生生活に耐えられるようにリハビリテーションをする必要があったのだ。

「まずは生活リズムを立て直さないと…どうしたらいいのだろう。日中働いて生活のリズムを整えた方がいいのだろうけど…まだ給料をもらって働ける自信はないし、うつがひどくなりそう。アルバイトですら難しい。

日中通う場所がなくなると昼まで寝てばかりだし…1人で生活を整えるのは難しい…」

「精神科デイケアとかリワークとか社会復帰のための施設があるのは大学で勉強したことがあるけど、家の近くにあるかもしれない…。毎日決まった時間に通う場所があれば、生活リズムを建て直していけるかも…。

精神科デイケアにいくのは自分が精神疾患や障がい者と認めてしまうみたいで嫌だけど…、もう一度社会復帰して、働けるようになるために手段なんて選んでられない…。つまらないプライドは持っていても意味がない…」

うつであること、メンタル面の不調を抱えていることは認めたくなかった。

精神科デイケアに行くことは自分が健常者ではないことを認めるようであり、抵抗感でいっぱいになる。実家近くの精神科デイケアに問い合わせの電話を何度もしようとしたがためらい、携帯の通話ボタンを押せなかった。

しかし、このまま自宅療養を続けてもうつの改善は見込めない、ようやく掴んだ進学の希望を実現するためにリハビリをしたい、その一心で電話をかけた。

「昨年、うつ病で会社を２度休職しましたが復帰できずに退職しました」

「状態は少し落ち着いてきたのですが、まだ朝早くに起きて日中活動することができないです。看護学校の入学が決まって、来春から通えるように生活リズムを建て直したいです。リハビリとして精神科デイケアを使わせていただくことはできませんか」

包み隠さずお願いした。そして病院側は診察、精神保健福祉士との面談を設定してくれて、問い合わせから1週間も経たずに私の精神科デイケアの受け入れが決まった。

首都圏では復職支援リハビリテーションを専門にしたリワークプログラムなどもある。だが、地方都市にはそういった施設はないのが現実である。

その精神科デイケアの利用者は、統合失調症で10年以上も入院や療養生活をしている人がほとんどだ。半数以上は病院近くの生活支援施設に住んでいて、長く一般社会から離れた生活を送っている人たちばかりである。

社会復帰のための施設というよりも、長期療養者の居場所のようであった。

デイケアプログラムも映画鑑賞、塗り絵、貼り絵、ビーズアート、カラオケ、屋内パッドゴルフ、料理など仕事復帰に直結するような内容は一切ない。

「こんなプログラム、子どもや高齢者がやるものだし。簡単すぎて本当にリハビリになるのだろうか。利用者は社会に長い期間離れている人ばかり…。大丈夫かな、ここにいて…」

正直、精神科デイケアやそこに通う方々に偏見をもちつつ精神科デイケアに通ってみると、私は１日起きているだけでも精一杯であった。他メンバーがプログラムに参加しているのを見て、ただ座っているだけでも気持ちが落ち込み苦しくなってしまう。

ビーズ絵画やちぎり絵などの作業をしても、ビーズや小さくちぎられた紙を指先でうまくつまむことができない。作業をはじめて10分もしないで集中力が切れて、どっと疲れてしまうのだ。急激なだるさに襲われて、広い畳スペースで横になりうつろうつろとしながら、ほかの利用者らが黙々と作業に集中しているのを眺めていた。

「幼稚で簡単だと思えていたプログラムさえもできないだなんて…それだけうつは重かったのか…」

私の心身の状態の現在地を突きつけられ、受け入れざるを得ないのだ。それでもやっとの思いで掴んだ再出発の切符を手放したくなかった。

「自分は治療が必要な状態」であることを認めて意地でも通い続けた。通い始めて数週間は2時、3時頃に眠り昼前まで起きれない日が続き、遅刻をすることもあった。

体がだるいから、調子が悪いからとあれこれ理由をつけてデイケアをサボることもあった。それでも1か月間、できる限りデイケア通いを続けて昼間眠らずに起きているようにした。

朝起きて、昼寝をせず日中起きている生活リズムがとれるようになると、睡眠導入剤を飲みながらであるが0時頃には眠れるように改善されていく。

夜中に目覚めることや朝方早く起きてしまうことは時々ある。それでもまとまった睡眠がとれるようになっていった。

そして睡眠と覚醒のリズムが安定してくると、自然と昼間の眠気もとれて集中力や意欲も改善していく。貼り絵や塗り絵などの作業も30分、1時間、半日、1日と取り組める時間も増えていった。目の前の作業に集中できるようにもなると、作業中は「もうダメかもしれない」などのネガティブな考えに浸る時間も少なくなり気持ちも安定してくる。

死にたい気持ちや、将来に不安を抱くことが無くなるわけではないが、生活リズムが改善するのと連動して心理面の改善もみられていったのだ。

２ヶ月ほどデイケアに通い続けると、

「あ、本棚にこんな本が…。どんな本なのだろう…。少し読んでみようかな…」

今まで目に入らなかった本に興味を示すようにもなった。

はじめは本を眺めるだけであったが、少しずつ、少しずつであるが活字も読めるようになっていく。読めるといっても読む速さや理解力はうつになる前の３割程度の感覚だ。

本調子にはほど遠いが、着実に４月からの看護学校入学に向けての準備が整っていった。


そして、精神科デイケアに通うことは私に〈障がい理解〉という大切なことをもたらしてくれた。精神科デイケアに通う前は、統合失調症やメンタル的な理由で長期療養をする人に対しては偏見しかなかった。

だが約半年間、デイケアプログラムを受け、一緒に過ごしていく中で、

「誰もが好んで精神疾患や障がい者になっているわけではない。確かに精神的な症状や生きづらさは抱えているけれども、一人ひとりの個性や素敵な人柄がある。同じ人間だ…。

得意不得意あるかもしれないけど、適切なサポートや理解があれば障がいではなくなり社会の中で生きていくことができるのでは…」

「自分もうつで働けなくなって、障がいを抱えたといってもいい…。それでもこうやって今を生きて、社会復帰を目指している。そもそも障がい者と健常者の境目ってなんだろう…。その境界線なんて本当はないのではないだろうか…。もっと健康な人も、生きづらさを抱えた人も、お互いに理解し合って、誰もが生きやすい社会になればいいのに…」

障がいや生きづらさを抱えても共に生きられるにはどうしたらいいのだろう、と考え始めるきっかけでもあった。

抜け出すヒント⑤　睡眠と覚醒リズムの改善

私は工業高等専門学校に進学をしてから夜型生活が習慣化していた。寮で2時頃まで友達と遊んだり、大学に進学してからもアルバイトやボランティアで日付が変わるまで活動していたりと夜型の生活が当たり前であった。就職してからも出社は朝早く、就寝時間は3時頃とこれまでと変わらなかったので、明らかに睡眠時間が少なくなっていた。

十分な休息をとることができず、疲労を積み重ねていくことで就労継続することができなかったことも考えられる。私は働き続けるための安定した生活リズム、社会人としてのセルフマネジメントが確立されていなかったのだ。そして、うつになり社会生活から離れると夜型の生活はさらに根付いていったのだ。

精神科デイケアではじめに取り組んだのが、「朝起きて朝日を浴びる。昼間はできるだけ活動して寝ないようにする。夜は眠る」というリズムを習慣化させたことだ。

朝日を浴びることがうつの改善に有効なのは科学的にも証明されている。朝日を20分程浴びると、こころの安定に働きかけるセロトニンが分泌される。そして分泌されたセロトニンは15時間後に、自然な眠りへと誘うホルモンのメラトニンへと変わるよう人間の体はプログラムされている。

そのため7時に朝日を浴びれば、自然と22時頃には眠たくなるのだ。もし12時頃に目覚めて日差しを浴びれば、深夜3時頃にならないとメラトニンが生成されず、夜眠れなくなるのだ。この体内時計の乱れを整えることが必要であった。

まずは家の中で、規則正しい生活をするように試みた。7時頃に目覚ましをかけ、昼間は本を読むなどの目標を設定したが、ついテレビを見たり、ベッドで横になったり、お菓子を食べながらゴロゴロしたりと、ダラダラしてしまうのだ。少しでも疲れると横になってそのまま昼寝をしてしまった。自宅での1人リハビリでは強い意志を持ってメリハリをつけようとしても気が緩み、楽な方へ楽な方へと流れてしまうのだ。

学校や仕事などの社会との接点がないと、モチベーションを保ち続けられないことを実感した。だからこそ、精神科デイケアに通うことを決めて、半ば強制的に行かなければいけない状況を作り、毎朝通う練習をした。

図書館通いなどの１人リハビリテーションよりも、スタッフや利用者さんと交流することもひとつの楽しみにもなり、孤独も感じにくい。

家に１人で閉じこもっているよりも人と関わることで気を紛らわすことができるので、嫌な気分に落ち込むことも少ないのだ。徐々に、徐々に、通える日数が増え、精神科デイケアに通う時間に合わせて生活も規則正しくなっていった。

１人で生活リズムを整えることもできるだろうが、「もう疲れた」と、こころが折れて頓挫してしまうこともある。

うまくいかないことを繰り返すと、「こんなこともできない自分はダメだ」と責めてしまうことにもつながりかねない。

精神科デイケアだけではない。リワークデイケア、就労移行支援事業所などのサービス、ボランティア、アルバイトなど、社会とのつながりをうまく利用しつつ、基本的な生活リズムを立て直していけばよいだろう。

私は健康的な生活習慣を獲得してからは食事時間の改善にも着手した。まずは食事時間を一定にした。食事時間は体内時計の調節に役立つといわれている。例えば、朝ご飯を食べるとぐるぐると腸が活発に動きはじめる。腸と脳は連動しているため、腸が元気に動き出すと「朝が来た。起きる時間だよ」と脳に指令を伝えて徐々に目が覚めてくると言われている。昼ご飯、夕ご飯も同様に決まった時間に食べるようにすると、体は「今お昼頃かな」「これが夕ご飯だからそろそろ寝る時間かな」と体に教えてくれるようになるのだ。

人間の体内時計は自律神経と連動しているため、生活のリズムが乱れると自律神経も乱れていく。自律神経は私たちが意識して調節することは不可能だ。だが、朝起きる時間、食事の時間、寝る時間などの生活リズムを一定にすることで体内時計も規則正しくなり、同調するように自律神経のバランスも整えられていく。

生活リズムの建て直しは、社会生活を送るための習慣を身につけ、心身のバランスが崩れないようにセルフマネジメントするだけでない。自律神経が適切に働き、活動や休息のバランスをとれるようになると、倦怠感や不安、情緒不安定、イライラ、睡眠障害も改善し、こころの安定にもつながるのだ。健康な体に健康なこころが宿る。そのためにはまずは、うつにつながる生活習慣を改善し、健康な体を取り戻していくことが大切だ。

抜け出すヒント⑥　食事と運動の見直し

生活リズムの見直しだけでなく、食事内容の見直しも行った。実は私はうつになってから14kg程太っていた（168cm、70kg、BMI＝24・8）。食事を記録していくと丼もの、定食、ファストフードやお寿司、ラーメン、インスタントラーメン、冷凍のチャーハン、揚げ物などなど、手頃で手早く食べられるものばかりであった。

炭水化物中心でビタミンなどの栄養素が不足しているが、1日およそ3000kcal以上は食べていた。体重は増え続け、生活習慣病にもなるおそれがあったので何とかしなければ、と思い3泊4日のダイエット合宿に申し込み飛び込んだ。

合宿では基本的に運動と食事内容の指導であった。「今日のご飯は1日トータル1800kcalで、朝ごはんは500kcalにしてあるからね」と説明を受け、朝食はトースト1／2枚、ジャム、目玉焼き2つにサラダ、グレープフルーツ1／4、きのこ類のソテーだけであった。

「え、これで500kcal…。いつもの食事の半分くらい…。これで1日必要なカロリーよりちょっと少ないくらい…どれだけ食べ過ぎていたのだ…」

と、食べ過ぎに気づかされたのだ。栄養面でも野菜や果物などの食物繊維やビタミン類やタンパク質が少なすぎることがわかった。

きっかけは減量であったが食習慣を見つめ直すいい機会になり、合宿後も3食とも自炊をして主食、主菜、副菜、汁物のバランスに気をつけるようになったのだ。

特に炭水化物を減らして肉や魚、大豆や卵のなどのたんぱく質、野菜に多く含まれるミネラルを多く摂取するようになった。

たんぱく質とミネラルは、こころの安定をつかさどるセロトニンを生成するために必要な栄養素であり、結果としてうつ予防につながっていたのだ。


そして運動も空いた時間を見つけては、筋肉トレーニングとウォーキングを繰り返した。特にウォーキングは日課となり体力作りだけでなく、精神面の安定に効果的である。

ウォーキングは「いち、に、いち、に」と一定のリズムで体を動かすため、リズム運動のひとつとされている。リズム運動は20分から30分続けると脳内のセロトニン濃度が高まるため、不安や抑うつ感の改善にもつながるのだ。

外を歩けば日差しも浴びることができ適度に疲れるため夜も熟睡できるようになるのだ。2～3ヶ月食事の改善と運動を続けると10kg近く減量してうつになる前の体型に戻った。食事、運動が改善されて体が健康的になると体が軽く、倦怠感も感じにくくなっていた。無気力になることも減り、体の内側からエネルギーが湧いていくる。眠りも深くなっていくので、睡眠薬も飲まないでも熟睡できるようになった。

食事と運動習慣の改善は体重を落とすためだけではない。心身を安定させてうつの改善としては効果的なアプローチであるのだ。

抜け出すヒント⑦　嗜好品に頼らず、あるがままの自分を取り戻す

基本的な生活リズムの改善、食事や運動の見直しに加えて、タバコ、コーヒー、お酒をうつの改善のために控えるようになった。

タバコ、コーヒーには交感神経を高ぶらせる覚醒作用があるのだ。タバコは吸ってから2時間、コーヒーは飲んでから6時間は覚醒状態が続くと言われている。

そのため、夜にタバコ、コーヒーを摂取してしまうと覚醒作用が深夜まで続いてしまう

のだ。眠りにくくなるだけでなく、眠りが浅くなり十分な休息がとれなくなるのだ。
そのため寝る数時間前はタバコを吸わない、コーヒーを飲むとしても午前中だけにするなど、夜間の睡眠に影響が出ないようにするだけでも効果があるだろう。

お酒を飲まないと眠れない、お酒を飲むと眠りやすくなるとついつい頼ってしまう人もいるかもしれないが、お酒も同様に睡眠の質を著しく低下させる。特に寝る前のアルコール摂取は眠りが浅くなり睡眠の質の低下、うつ状態の悪化や長期化につながる。腸内環境も悪化するため自律神経の乱れ、精神状態が不安定になるひとつの原因ともなる。
私の場合はどうしたかというと、「お酒で一時的に気分を紛らわせることはできる。お酒で現実を回避して憂うつな状態なまま生き続けるか、それとも一時的にはつらいかもしれないけれどもお酒を飲まずに休息をとり、長期的な視点でうつの改善したいのか」を問い、うつから抜け出したかったので、タバコ、コーヒー、お酒を控えるようにした。

タバコ、コーヒー、お酒を睡眠に影響が出ないように調整すると、少しずつ生活リズムも安定してくるのだ。

夜寝て、朝は起きて日中は日差しを浴びることを繰り返していけば、自律神経が徐々に整っていく。自律神経失調症状でもある倦怠感や頭痛、吐き気、不眠などの身体症状や、情緒不安定や不安やイライラ、うつ状態といった精神症状は少しずつ和らいでくるのだ。

タバコ、コーヒー、お酒を続けている時は覚醒作用や鎮静作用でドーピングをしている状態でもある。体や心の感覚を麻痺させて感じないようにしているだけだ。

経験上、うつと向き合い改善させていく上で、ニコチン、カフェイン、アルコールの摂取をやめて正常な感覚を取り戻していくことは効果的である。

嗜好品の覚醒作用や鎮静作用が薄らいでくると、見て見ぬ振りをしていた本当の自身の状態が露わになってくるだろう。どっと倦怠感で動けなくなることもある。眠気で起きていられないこともある。気づかなかった感情や考えが湧き出てくることもある。やらなければならない現実的な問題に逃げていることに気づくこともある。

本当の姿を理解し、ありのままの自分を認めるのだ。そして、ありのままの自分の心身の状態に合わせて従っていくとよい。体が疲れているのが感じられれば疲労感にまかせて充分休息をとればよい。

気づかないようにしていた悲しみや不安などが表面化されてきたら、それを否定せずに受け止めるとよい。時には涙を流したり、紙に書き出してみたり、誰かに聞いてもらったりするのもよいだろう。

先延ばしにしていることがあれば、小さなことからでもいいので行動に移してみればいい。うつを改善していくには、まずありのままの心身の状態を取り戻していく必要がある。

心身の状態の自己理解、モニタリング力を深めていくのだ。そのためにもタバコ、コーヒー、カフェインの嗜好品は控えた方がよい。

薬物治療中や精神状態が安定していない時は特にである。うつの治療、改善のためには今はありのままの心身の状態を取り戻すことが大切である。嗜好品を楽しむのは、こころの状態が長期間安定してからでも遅くはない。

自信回復

精神科デイケアに通って約半年。3月も終わりに近づき、辺りを白く覆っていた雪も溶け、土からふきのとう、つくしが顔を出し始めている。

うつと診断されて初めて休職してから1年以上の月日が経過していた。うつは完全によくなったわけではない。いまだに頭が冴えないし、何かを話そうとしても言葉が見つからずに詰まってしまうこともある。内服薬も毎食後、寝る前と欠かさず飲んでいる。

だが退職直後と比べても、気持ちの面では穏やかでいられる時間が増えてきている。生活リズムが整い、心身のコントロール感覚も掴みはじめている。それでも学校に行くまでは、

「週5日も通い続けるなんて…ついていけるのだろうか。同級生にうつになったことがバレたらどうしよう…。昼ごはんの後に薬も飲まないといけないし…。

周りに見られたくないからどうしたらいいのだろう。もし再発したらどうしよう…もうあんなに苦しい思いはしたくない…」

うつが同級生に知られること、再発してしまうことが怖くてしょうがなかった。その恐怖はどんなに精神科デイケアに通ってリハビリテーションを進めても、どんなに自信をつけたとしても消えてくれるものではない。

不慣れな環境に飛び込むことには少なからず不安や恐怖がつきまとうものではあるし、うまくできるかどうかはやってみなければわからない。残された道はやるしかないのだ。

看護学校入学当日、覚悟を決めて再スタートを踏み出した。教室内にはキャイキャイとはしゃぐ声が聞こえる。同級生のほとんどが高校卒業したばかりであり、私よりも8歳も年下である。教室中が若々しく、希望に満ち溢れているような雰囲気だ。

私と同じように社会経験を積んでから入学した学生もちらほらといる。隣の席に座っている女性もそうであり、

「見た感じ、社会人からの入学ですよね。よかった〜、同じような人がいて！」

と、声をかけてもらい遠回りをしながら看護師を志す人が私意外にもいることにホッとしていた。はじめは社会人から入学した人たちを中心に話をしていたが、自然と現役生とも会話の輪が広がっていく。打ち解けていくまでそこまで時間はかからなかった。

戴帽式で白衣を見に纏い、ナイチンゲール像から灯りを受け取り、看護師として社会復帰をすると誓いを立てる。

１日が終わるころには年齢に関係なく同級生同士で気軽に話ができるようになり、緊張は少しずつ溶けていく。そして細々とした連絡事項などを聞き、あっという間に初日が終わった。難なく１日が終わったのだ。次の日も疲れはそれほど残ってなく、授業開始に間に合うように朝起きて学校に向かった。

早速、看護学の講義がはじまり、講義内容を聞きながら、以前よりもゆっくりではあるがノートに書き残すことができるようになっている。

テキストに書いてある内容も読んで理解できる。講義時間は90分であったが、眠気に襲われることもない。

「まだまだ本調子ではないけど…話していることがわかるようになってきている。書けるし、内容も頭に入ってきている。これなら何とか通い続けることができるかもしれない…」

入学前に精神科デイケアで生活リズムを整えたり、集中力を養ったりしたお陰でこの再出発はうまくいくかもしれない、と手応えを感じた。

次の日も、次の日も朝遅刻しないように通学し、同級生とコミュニケーションをとりながら看護知識や技術を学び続けた。薬もピルケースをポケットに忍ばせて、誰もいない更衣室やトイレできちんと忘れずに飲み続けた。

帰宅後は適度に疲れていたので夜更かしせず、日付が変わる前には眠れるように心がけた。気分の波はあるにせよ、学校を休んでしまうほど調子を崩すこともなく、望む将来に向けて学び直せることが嬉しくて、楽しくてしょうがなかった。

うつになってから、ネガティブな考えや感情に捉われ続けていた私には、信じられないような変化であった。生き直せる喜びを感じながら、看護学校1年目はあっという間に過ぎていった。

2年目になると病院実習がはじまった。1年間の半分が病院での臨床現場実習だ。病院の勤務時間に合わせて実習が行われるため、仕事に戻る前の最適なリハビリテーション環境でもあった。

「せっかくの実習…。仕事に戻ることを意識して取り組んでみよう。学生だけど、スタッフの一員としてのこころづもりでやってみよう」

卒業後の働く姿をイメージしながら実習に取り組んだ。

受け身な姿勢で実習を受けるのではなく、必要な看護ケアを積極的に提案したり、患者さんの状態変化などを指導担当の看護師に逐一報告したり、どのようにケアしたらよいのかを相談したりするように関わった。

そうすると、現場スタッフから「ありがとね」「その報告もらって助かったわ」と言ってもらうことが増えていく。

社会や組織の一員として力になれている実感につながり、働く自信を徐々に取り戻していく。ある実習先では「もしよかったらうちの病院で一緒に働いてくれると嬉しい。来てくれないかな」とお声かけをいただくこともあった。

一生懸命、患者のために貢献しようとした取り組みや姿勢が評価され、認められたようでとても嬉しかった。

「会社にいた時は仕事に行くことすら嫌だったし、納得のいかないことがあれば不快感や怒りしかなかった…。でも、病院で患者さんと向き合うことはすごく楽しい」

「明日も実習行きたくないってことも思うこともあまりない。営業をやっていたけど性格に合わなかったのかもしれないし、看護師が自分には合っているのかも…」と、誰かのために看護ケアを提供できることに喜びを感じることができていたのだ。そして、社会活動に参加できている充実感、満足感が私のこころの隙間を埋めてくれ、私を支えてくれるようになっていく。

実習を1ヶ月、2ヶ月と続けていくと働くための基礎体力もついてくるので気持ちの面でも余裕が生まれてくる。実習が終わって帰宅したらすぐに翌日の事前学習に取り組み、疲れを残さないように日付が変わる前に寝るように気を付けると、睡眠と覚醒のリズムはより安定していった。

睡眠が改善されてくると、昼間の眠気や集中力低下などもみられなくなり、寝る前に欠かさず飲んでいた睡眠薬も次第に飲み忘れるようになっていった。

実習で受け持った患者さんの病態を知りよりよいケアを提供しようと、調べ物に集中していると抗うつ薬なども飲み忘れる日も出てくる。精神薬を飲みはじめた時は、いつになったら薬を止められるのかわからず不安でしょうがなかった。

だが、飲み忘れても実習に変わらず行けているし、気持ちも充実している。落ち込んで苦しくなり、存在を消してしまいたい衝動に駆られることもなかった。

薬を飲み忘れても調子を崩していないことを診察で伝えると、おじいさん先生から

「今までは薬に支えられてきたけど、できることが増えて自信がついてきたから必要がなくなってきたのかもしれない。自分で自分を支えられるようになってきたから。少しずつ減らして様子を見てみよう」

と、半年くらいかけて薬の量を減らして次第に中止になっていく。

薬に頼らずに生活送れるようになるまで、うつと診断されてから約3年はかかった。

精神科デイケアでの生活リズムの建て直し、集中力や意欲の回復、看護学校に通い直して継続できたこと、そして実習を乗り切り患者さんの力になれたことなど、成功体験を一つひとつ積み重ねていくことで失われた自信を少しずつ、取り戻していった。

これまでは「未来は絶対うまくいかない、うつなど治らない」と、否定的な思い込みに捉われ続けていたが、「このまま頑張れば病院で働いて社会復帰ができそう」と、明るい未来を描けるようになっていく。

真っ暗闇だったこころの中に、希望の光が灯されていくのだ。光は闇を照らし、不安や焦り、絶望感といった痛みや苦しみは次第に薄まっていく。

3年という時をかけて、粉々に砕け散った自我が組み立て直されていく。まるで赤ちゃんが自分の足で掴まりながら立ち始めるように、私のこころも自分で自分を支えられるように成長していた。

抜け出すヒント⑧　試行錯誤と成功体験を積み重ねる

私は生きることへの肯定感が全く持てず、未来への不安を持ちやすかった。それは成功体験の少なさや自信のなさでもある。

また幼少期は末っ子で努力せずとも全てが満たされ、困ることがない生活を送っていたため、自分が船頭となり新しいことにチャレンジをする経験が少なく苦手なのだ。いつもと違うことをやろうとすると、「こうなったらああなったらどうしよう。うまくいかないかもしれないから…」と、変化に対してストレスを抱き、回避しやすい特徴があった。


精神科デイケアに通い生活リズムが整い、精神症状が落ち着いてから、まず私は日常の些細なこと、身の回りのことから自分中心にチャレンジをするように気をつけた。

私の場合で一例をあげると車の運転だ。実家の新潟に帰ると東京とは異なり、買い物、通院、通学、通勤など基本的な生活を送るために車は必需品だ。

だが、私は18歳で免許を取得してから8年近く運転をしたことがないので、「車の運転なんてできない…。事故起こしたらどうしよう…」と、新しい物事に触れることから避けていた。

しかし車がなくて不便な生活をこれ以上送りたくなかったので、運転できるように少しずつ慣らしていった。格安の軽自動車を買って、まずは実家のある団地内を何度もぐるぐると運転するところからはじめた。

両肩をガチガチに緊張させながらだ。少し慣れてくると、車で5分くらいのコンビニまで買い物に行ってみる。それも何度か繰り返し慣れてくると、次に大きな国道を走って15分くらい離れた大型ショッピングセンターまで行ってみる。

それができるようになると、30分離れた隣町まで運転をしてみる。こうやって少しずつできる範囲を増やしていくと、隣県まで旅行に行ったり、マニュアル車を買って車を自在に操り楽しんだりするようになっていた。


なんてことのない、車の運転を慣らしていくだけのことである。しかし、私にとっては「運転できない、怖い」と思っていたものが、「あ、やればできる。失敗するかもだけど大丈夫。行動範囲が広がってどこへでも行ける」と、新しいことに挑戦してできた達成感を感じられるよい機会であった。

趣味でもそうだ。魚釣りをしたいと思えば釣竿を買って、スマホの動画を見ながら餌の付け方や投げ釣りの仕方を学んで見様見真似でやってみた。

釣った魚を捌いて料理をしてみるなど、新しいことに挑戦してみると、試行錯誤をしながら身につけていく楽しみを感じられたのだ。掃除や洗濯、自炊などの家事でも同じである。はじめは不慣れで時間がかかるし失敗もある。だが、繰り返すことでコツを掴んでうまくできるようになり、「次はこの洗剤を使ってみよう」「今度はこういう味付けにしてみればいい」と上達もしていく。

看護実習やアルバイトも初めての体験であったが、試行錯誤をしながら「あ、できた」と感じる度に、自身の成長を実感し、できた自分を褒めて自信を積み重ねていくことができた。

時には失敗することもうまくいかないこともある。その度に「じゃあどうしたらいいのだろう」と主体的に考えていくようにする。

何度も試行錯誤を繰り返し、成功体験と自信を積み重ねていくと、「将来、できないと思うことや困難があったとしても、繰り返していけば自分にはできるだろう」というコントロール感覚や安心感につながっていったのだ。

どんな小さなことでも「自分にはできる、大丈夫。よく頑張っているね」と、自分で自分を褒めることを忘れなかった。

愛情で満たされず、埋めきれなかったこころの隙間を誰かに埋めてもらうのではなくて、自己充足させていくのだ。

大人の自分がもう1人の子供の自分をあやすように、はたまた自分の愛する人を思いやるように、自分を思いやり慈しみ認めてあげることで、自己無価値感や自己否定、自責の改善にもつながっていき、自信を取り戻していったのだ。

第6章

未来へ

自立

うつと診断されて東京から実家に戻ってから、身の回りのことは母に全てやってもらっていた。食事、掃除、洗濯、ゴミ捨て、通帳の管理など…本来、私がやって当然のことですら任せきりであった。

うつで全く動けない時機は助けてもらうこともあるだろうが、症状も穏やかになり学生生活も軌道に乗ってからも、「母にやってもらって当然」という思いがこころの奥底に潜んでいた。母は私のために何でもしてくれて、望む通りに動いてくれると無意識で思い、母に依存しているような状態であった。

母は学校がある日は必ず弁当を作って持たせてくれていた。私は作ってもらっているにも関わらず、

「なんでこんな変なおかずをいれるの。ありえない」

「これとこれを一緒にいれると味が混ざるでしょ。なんでそんなのもわからないの」

「ご飯をぎゅっと詰めると量が多くなるからできるだけふんわり入れてよ」

気に入らないことや期待通りにならないことがあると母に文句を言っていた。それは食事だけではない。洗濯や掃除、ゴミ捨てなどもすべて母にやってもらいながら気に入らないことがあると、

「何でそういうことするの。意味わからない」

と、全て母のせいにしていた。母も過保護なところがあったのだろう。私が苦労しないように、楽になるように先周りをして細々したことをやってくれていたのだろう。

私のうつの症状が穏やかになり、学校生活も軌道に乗ってきた頃、自立をしない子どもと自立を妨げる母親…そういった共依存関係を見直す時機がきた。

私はこれまで「私が怒るのは、母が期待通りにしてくれなかったのが悪いのだから当然だ」と思っていた。

私だけでなく、周りの同年代の人たちも同じような態度をとると思っていた。

しかし、看護学校の年下の同級生を見渡すと、私のような母へ当たり散らすエピソードを聞いたことはなかった。同級生は当然のように皿洗いや掃除など家事を手伝っていたし、弟や妹の世話などを自発的にしたりしている。自分の弁当を毎朝作ってきている人もいる。

家族との間で何か嫌なことあったとしても、私のように親のせいだと感情的に他責になることはあまりなく、親は親、自分は自分ときちんと境界線が明確にひかれているようであった。ある人はせっせとアルバイトをして、自分の稼いだお金を趣味に費やしたり、自動車のガソリンや保険代にしていたりもする。

同級生は8歳年下なのに1人の人として人格や感情が安定して、自我が形成されている。同級生の姿は私の写し鏡だ。私は実年齢のよりも精神的に幼く自立できていないのが浮き彫りになる。

自分でやらなければいけないことを母任せにして、うまくいかないと母のせいにして癇癪を起こしているだけ。中学卒業時から親元を離れて自立したつもりだったけど、私は精神的に幼い子どものままなのかもしれない。

うつになったのも仕事のせいだ、母親のせいだと決めつけていたけど、こころが未熟すぎて社会に適応できていなかっただけなのでは…」

年齢のわりに私のこころが未成熟であることに気づかされる。そして、母との関係性にも疑問をもちはじめた。

母は、ありとあらゆることを私が要求しなくても、率先してやってしまうところがある。私も母にやってもらって当然という気であったし、母には、私の責任を肩代わりしてもらうのが当然のことであった。

うつになることはデメリットだけではなく、こころの病気であることを理由に、私のこころはいつまでも保護が必要な小さな子どものままでいられるメリットも隠されていたのだ。

仕事も、社会的責任も、家事も、面倒くさいことも、うつがひどくて治療が必要な状態だからと免除される、疾病利得に甘えている現実があったのだ。

赤ちゃんのように、私は何もせず母親にべったりと依存して、母も私の面倒を見ることに生きがいを見出していたのかもしれない。

母は私が子離れすることを嫌がり、何でも手出しをして自立を遅らせ、私もその関係性に甘えて子どものままでいる。自立をしない子ども、自立を遅らせる親でお互いに依存し合っていた。

私は、母は別の人格を有する人間であるという境界線を引けず、知らないうちに母子密着状態になっていたのだ。母が思い通りにしてくれないと癇癪を起こして感情的になり、「自分でやるべき責任を母に依存した。

友人や会社との関係においても自分の思い通りにならず、期待に応えてもらえなかった時には、「友人や会社が悪い」と相手のせいにして怒り狂うことが多かった。思い通りにならなかった時に母を責めるという対人関係のパターンは、日常生活でも頻繁に起こっていた。この怒りは母、友人、会社のせいではない。

私の考え方や行動のパターンに基づき、私が生み出したものである。

「誰かのせいにばかりしてきたけど、うつになったのは自分に原因があるかもしれない。母と距離をおいて、自分のことは自分でできるように精神的にも自立をした方がいい。なんでも人任せにしてきたけど、自分の人生なのだから、自分でやらなきゃ。大人になりたい。実家を出よう」

看護学校2年目が終わり、国家試験に向けて本格的に準備をはじめる頃、私は母に、「うつになってからお世話になってきたけど、そろそろ自立をしたいから実家を出る。一人暮らしをして、自分のことは責任をもって自分でできるようになりたい。掃除、洗濯とかやってもらっていたけど、それだといつまで経っても子どものままだし、自分の力で生きていけるようになりたい」

「実習も看護師国家試験もあって大変だけど、１人暮らしをしながらどこまでできるのか試してみたい。お金の面はアルバイトでも何でもする」

と伝えた。母は面白くなさそうな表情で、

「アルバイトをして実家を出るといっても、そんなにうまくいくのかね。１人暮らしなんて学生生活が終わって、仕事も落ち着いてからでもいいじゃない。そんなに急がないで家にまだいればいいじゃない。看護師として仕事が安定してからでも遅くないし」

と、引き留めようとする。母は経済的な負担、うつが再発するのではないかと心配して、実家にいればいいじゃないか、と言ってくれているのだろう。しかし、私は、

「いつか、いつかと言っていたら、いつになるのかさえわからない。今、家を出たいと思っている時が一番のタイミングなんだよ。実家にいると甘えられて居心地がよすぎるから、自立をどんどん先延ばしにしてしまいそうだよ。

もう30歳も近いし、自分で自分のことができて当然の年齢だから。あなたも、近くにいると私の世話を焼きたがるだろうし、距離を置く必要がある。だから何と言われようとも家を出て１人暮らしをする」

自立への思いは固く、母の意見を聞き流して一人暮らしに踏み切った。住まいが見つかるまで、母に任せっきりだった食事の準備、掃除、洗濯、ゴミ捨てなど、自分の分は全て自分でやることにした。

母は「一緒に住んでいるのだから家事を分けなくてもいいのに」と、戸惑っていた。母も私の自立しようとしていることを理解したと言いつつも手を出そうとする。その度に、「手伝いたい気持ちもわかるけど、自分でやりたいからお願い、手を出さないで。自分で人生に責任を持ちたいから。これもうつを抜けるために必要なことだと思うから」と、はっきり伝えて母には一切やらせなかった。

自立を宣言してから1ヶ月後。実家にある荷物を全て持ち出してワンルームアパートに引っ越した。

「もう実家に戻るつもりはない。自分の居場所は自分でかならず作る。うつで1番苦しいどん底を味わってここまで切り抜けたのだから必ずできる」

実家には私の荷物は一切残さなかった。根こそぎ引越し、退路を断ち必ず自立をするという決意の表れだ。

そして、求人情報誌をパラパラとめくりながら手当たり次第にアルバイト先を探した。アルバイトに応募する時も、

「私を雇ってくれる所はないかもしれない。休職のこと、うつのことを聞かれたらどうしよう。もし知り合いに会ったら変な目で見られるかもしれない。変な噂をされるかもしれない。仕事もうまくいかずに失敗したらどうしよう。応募するのを止めようかな」

と、不安になって言いわけを考え、何度も応募するのを躊躇した。

だが、自立をするためには自分が変わることが必要で、何としてでも働きたかったので思い切って前に進むことにした。居酒屋、ファミレス、スーパーのレジ、ホテル清掃員、家庭教師、塾講師…雇ってもらえそうな所に構わず電話をした。

「卒業までの半年くらいの短期間ですが、仕事をさせていただけないでしょうか。放課後や土日とできる限りシフトに入れますので」

働く期間が短過ぎることや年齢を理由に断られることもあった。

「担当者から折り返し連絡をしますね」と言われて待っていても、なかなか電話がこないこともあった。

確認をすると「あ〜検討してみたけどうちでは採れないね」と断られ、うまくいかずに諦めそうにもなった。

それでも自立をしたい、働きたい、社会復帰したいという思いが原動力となり、アルバイト先を探し続けて、居酒屋と家庭教師の採用が決まった。

平日はできるだけ看護実習や国家試験対策に専念し、休日の昼間は家庭教師、週末夜に居酒屋でのアルバイトとがむしゃらに働いた。

空き時間はほぼ無いくらいタイトなスケジュールであったが、学生生活とアルバイトの両立をしても、心身の調子を崩すことはないくらいにこころの状態は安定していた。

「もう二度と働けないと思っていたけど…どんなに小さな仕事でも、簡単な仕事でも働いてお給料がもらえることがこんなに幸せで嬉しいことだなんてわからなかった…」

働けることが喜びでしかなかった。

「一人暮らしをしたい」「アルバイトをしたい」と、描いた未来を自分の力で達成できた充実感が私のこころを満たしていく。

うつになって「私はダメな人間」「生きている価値もない」と自己否定を続けていた。

こうして、できることが増えて自信を取り戻していくと、自分も「生きていていい存在なのだ」と、受け入れられるようになっていく。

自分で自分のこころを癒して支えられるようになると、あれだけ苦しめられたうつの苦しみは影を潜めていった。

看護学校卒業後の就職先も実習病院で決まり、あとは国家試験に合格するだけであった。

うつと向き合いながらコツコツ試験対策を進めてきたので、試験当日は学んできたことを発揮できれば大丈夫だろう、と安心感さえ持てていた。

そして無事に国家試験も合格して看護師免許を取得、再就職への道が拓けた。うつと診断されてから約5年が経ち、こころの不調と向き合い続けてようやく社会復帰の権利を得ることができたのだ。

うつで苦しんだ5年間はもう2度と味わいたくない暗黒期だ。精神薬は憂うつや不安、希死念慮、眠れないなどの苦しい症状を緩和させてくれていたとは思うが、根本的な解決や治療をしてくれるわけではなかった。

うつはとても苦しく疎ましいものではある。

だが、これまでの生き方を見つめ直し、心理的な課題、人生の課題を教えてくれる貴重なサインでもあった。

精神科デイケアや学生生活で社会生活リズムを整えたこと、
うつであることや精神的な未熟さを受け止め自立をしようしたこと、
母親との関係性を見直して自分の人生に責任をもてるようになったこと、
実習やアルバイトで社会復帰への自信を積み重ねたこと、
そして自分を認めて愛せるようになったこと。

うつになった原因や生き方に気づき、新しい自分を育て直していく過程が私をうつから救ってくれたのだ。

抜け出すヒント⑨　自分の責任は自分でもつ

私は精神的な発達に未熟さがあったと認識している。私は父の死をきっかけに「子どもな自分はダメだ。大人にならなければいけない」と幼いながらこころを押さえ込んでいた。自己否定や自責を繰り返して自尊心は著しく低下している状態だ。自身の存在価値がわからず他人からの評価が全てになってしまい、期待に応えよう認められようと自己犠牲をしてまで頑張りすぎていた。

「誰かに頼ってはいけない。自分が家族を守らなければ。弱音を吐いてはいけない。全て自分でやろう」と頭の中で思っても、「もうつらすぎるから誰か何とかしてよ。守ってよ」と、こころの奥底では自分の責任を誰かに押し付けて庇護を求めていたのだ。

自立しなければいけないのに甘えたい、とアンビバレントな価値観を持ち、自分で自分の人生に責任を持てていなかったのだ。

うつから抜け出したきっかけは、自らの精神的な幼さや未熟さに気づいたことだろう。

看護専門学校で8歳年下の同級生と過ごす中で、彼らに教えてもらえたことに感謝している。看護学校に入学するまで私は、「自分の考え方は大人でしっかりしている。責任感もあるし、中学を卒業して親元を離れているから自立をしている」と信じて疑わなかった。だが、実際は家のことは母に任せっぱなし、何かあれば誰かのせいにして、感情的にも不安定であったのだ。うつの治療中とはいえ、アルバイトもせず、家にもお金を入れずに母への文句ばかり言っていたのだ。

反対に8歳年下の同級生は他者との距離が適度に保てているようで、感情的にも落ち着いていた。家のことを手伝い、やりたいことがあればアルバイトをしてお金を稼ぐなど自分軸で行動を選択している。

親に対してひどく悪く言うなど、他責になることもあまり見られない。互いの違いを尊重しあい、自分と他人の境界線も適度に引けているようで自我が育っている印象であった。

年下の同級生がいてくれたおかげで「あれ？　自分の方が我儘ばかり言っていて、精神的に未熟なんじゃないの。自分のことも親に任せっぱなしだし、何にも責任をもってないぞ。このままじゃまずい。自分のことくらい自分でやれるようにならないと」と、精神的にも経済的にも大人になることを目指そうと思うことができたのである。

まずは、掃除、洗濯、ゴミ捨てなど母に丸投げしていたことを、私がやるべきこととして取り戻した。母は「いやそんなに一緒に住んでいるのだから分けなくてもいいじゃない」と嫌がっていたが、自分のことは自分でできるようになりたかったので丁重に断り、自分でやるようにした。物理的な側面から境界線を引く練習をしていったのだ。

これまでは、母が私の身の回りのことをして気に入らないことがあれば、気分を害して母を責めて怒っていた。だが、私が本来やるべきことを自分の課題・責任としてやるようになると、自然と母への怒りが起こらなくなるのだ。

誰かに「やってもらって当然」と、過度の期待や承認を求めることも少なくなるので、期待通りにならなかったとしても感情的になることも減っていくのだ。

そして、身の回りのことから私と母親の線引きができるようになると、経済的な面も含めて自立を目指そうと自然に思えたのだ。母が管理していた通帳も返してもらい、残高を管理しながら１人暮らしをはじめた。

実家の生活と異なり、家賃やガス、水道、光熱費、食費や車の保険や税金などを支払っていかなければならなく大変ではあった。

母からは、再発するかもしれないからまだ早いと言われていた1人暮らしであったが、家事は自分でやりながら、アルバイトと看護実習、そして国家試験とこなすこともでき「自分の人生を生きている」感覚を感じられて、嬉しくもあり充実感を私に与えてくれたのだ。

他人任せにしていたことを取り戻し、自分で自分の人生のハンドルを握り自分軸で生きていくことができれば、生きている実感を取り戻していけるだろう。

自分の人生を生きる

社会復帰するまで5年間は、自分を見つめ直してこころを成長させてくれる旅路であった。仕事に携われることが幸せであり、新鮮な気持ちで一生懸命に働いた。

仕事をしながら「また再発するかもしれない。夜勤がはじまったら調子を崩してしまうかもしれない」と思うこともあった。

だが、きちんとリハビリを続けてきたから大丈夫、どん底を抜け出すことができたのだから大変なことがあっても乗り越えられるだろう、という自信が私を支えてくれた。

再就職して3ヶ月目には夜勤もはじまり、不規則な勤務パターンとなりうつ症状の再燃も考えられた。だが、実際には月10回前後の夜勤をこなしても、うつ症状はぶり返さずに働き続けることができ、順調に社会復帰をすることができた。

仕事ができるだけでありがたく、はじめてもらった給与は額面以上に社会復帰ができた喜びでいっぱい詰まっていた。

自分の生き方と向き合うことで仕事への取り組み方にも変化があった。

今までは誰にも相談できず一人で抱え込むことが多かったが、再就職してからはわからないことは先輩に聞き、困ったことがあればすぐ相談をするようになっていた。また、生活リズムが乱れないように外食を控えて自炊をし、睡眠時間を確保して身体をメンテナンスするように気をつけた。

うつから仕事復帰してから1年近くは再発リスクがあった。

そのため、以前のような、

「頑張らなければならない、手を抜いてはいけない、結果を出さなければいけない」

と、自分を追い込むような仕事パターンから、仕事を継続できるように無理だけはしないようにした。

看護師1年目、2年目は、業務や看護技術を覚えることが中心だ。3年目になると、プリセプターとして新人指導を担当することになった。

後輩が安心して仕事に取り組めるようにと、自分以外にも目を向ける余裕も生まれはじめた。

看護師業務もある程度覚えて落ち着いてくると、将来のキャリアについてぼんやりと考えはじめるようになった。

「うつから再就職して経済的基盤を整えるためにも看護師を選んだけど、これから続けていこうかどうしようか。もともと心理カウンセラーになりたかったし、今ならもう一度チャレンジできるのではないだろうか。

どん底を味わって這い上がった経験が、同じようにうつで悩んでいる人たちの支援につながるかもしれない。うつ専門の心理カウンセラーとして形にできるのでは…」

と、カウンセラーへのキャリアチェンジを考えはじめた。

大学で心理学を学んでいたが、まだカウンセラーとしてのキャリアや資格もなかったので、手はじめに看護師を続けながら産業カウンセラー講座に通うことにした。

毎月、片道１時間以上車を走らせて隣県まで通い、カウンセリングの実習を受けた。

再び心理学を学べることはとてもこころが踊り、夜勤明けで疲れている時でも苦になることはなかった。

講座では受講生同士でのカウンセリング実習がほとんどであったが、カウンセラー役をしている時に不思議な感覚に包まれる体験が何度もあった。

私はカウンセラー役としてゆったりと地に足をつけて座り、目の前にはクライアント役の受講生が座っている。私たちを中心にして、周りには他受講生たちがオブザーバー役として囲むように座っている。

クライアントを理解しようと向き合って座ると、オブザーバーの気配や車の音などの生活音が掻き消え、私とクライアント役の2人だけがぼんやりとした空間で守られているようになっていくのだ。

このぼんやりと守られている空間の中は、穏やかな時間に包まれ、沈黙さえも心地が良く感じられる。私はクライアントのこころを言葉、表情や仕草、空気感などを通して静かに聴いていく。クライアントは自然と困りごとを話しだす。

今まで無視してきた感情や考えに気づき、何に不安を抱いていたのか整理されたり、自然と涙が流れていたり、癒しのプロセスが進んでいく。

私が相手のこころの深い部分に潜り込み、一緒に探求しているような感覚もある。クライアントの気持ちをジャッジせずに寄り添いありのままを受け止めつつも、客観的にクライアントのこころも見ていることができるのだ。

うまく言葉で表現しにくいが、この不思議な感覚が一度であればあまり気にならなかっただろう。だが私が相手と向き合う度に安心の殻で守られた空間に包まれ、クライアントのこころのわだかまりがほどけていくのが感じられるのだ。

「もしかしたら、私がうつで苦しみながら向き合ってきた経験が役立っているのかもしれない。収入面や自信のなさからカウンセラーになることを諦めたけど、うつを乗り越えた今だからこそ、こころの痛みも理解できるし、抜け出し方も指し示すことができるはず」

自惚れかもしれないが、直感的にカウンセラーが天職であり、自分のこれまでを最大限に活かせる生き方であることにハッと気づいた。そして、

「看護師をしながらカウンセラーを目指していたけど…、勉強時間もカウンセラーとしての経験も今のままじゃ足りない。カウンセラーになるのであれば、心理一本に絞った方がいい。机上の知識だけじゃなくて、現場で実践をこなしていった方が実力をつけられるだろう。新潟だとカウンセリングを学べる場所や求人も少ない。インターンや研修でもいいから、カウンセリングの実務経験を学べるフィールドに飛び出そう」

覚悟は決まり、看護師を辞めてカウンセラーになるために転職をすることにした。

看護師3年目が終わる頃、師長と看護師と来年度のことについて面談する機会があった。

「これから看護師を続けるか悩んでいましたが、これからはカウンセラーとしてキャリアを築いていきたいです。心理職の求人やカウンセラー向けのセミナーが多い東京に行こうと思っています。申し訳ありませんが年度末で退職をさせていただきたいと思います」

と申し出た。師長は嫌な顔をあまりせず、

「米桝さんがいなくなるのは病棟としては痛いけどね。そうやって前向きな理由があって退職はよいと思う。皆それぞれの人生があると思うし、止めることができるものではないから。頑張ってね」

と理解を示してくれ、年度末での退職が決まった。そして実家に戻ってから、母にも看護師を辞めてカウンセラーを目指すこと、そして東京に行くことを伝えると、

「そんなこと言ってもねぇ。また東京だなんて…うまくやっていければいいけど。生活できないかもしれないし、東京に行くっていったってねえ。仕事だってあるかどうかもわからないし。無茶なんじゃないの」

母は心配でいっぱいのようだ。心配というよりはできない理由を探して、新たなチャレンジをさせないように足を引っ張られているようでもある。

私は私の人生を生きたかった。そのため母の気持ちも理解しつつも、自分の選択を優先させて再上京をすることにした。

インターネットで都内の心理職の求人を探しはじめると、新潟県内と比べ物にならないくらいの「カウンセラー」としての求人がある。その中でも、「うつ病等の精神疾患を対象とした復職支援（リワーク）」の求人がひときわ目についた。

精神障害専門の就労移行支援事業所であり、ホームページ上にもインターン生募集と書かれている。電話でインターン募集について問い合わせて履歴書を郵送すると、すぐに採用面接をしてくれると連絡をもらった。

勤務の合間を縫うようにスケジュールを調整して日帰りで東京へ向かう。採用面接でうつ克服経験をどこまで話そうか迷ったが、父の死からうつになり克服するまでを全て話した。

事業所の支援の取り組みや価値観について説明を受けながら、私のうつ克服経験を復職支援においてどのように活かせるのかを確認し合っていた。

採用面接を終えて後日、代表から電話があった。

「一緒に働いてほしいと思っている。大学で基本的な心理学の勉強はしているけど現場業務は未経験なので、入社数ヶ月は試用期間、時給1000円のフルタイムで来てもらえればと考えている。

全く給料を払わないインターン生として来てもらうのは避けたいし、生活の足しに少しでもなればと思ってね。はじめは非正規社員だけれども、頑張り次第で早めに正社員での採用を考えているから」

カウンセラーへの道が拓けたのだ。インターン生で無給を覚悟していたので、報酬も出してもらえるとのことでありがたい限りであった。

ただ、これまで看護師として生活には困らないほどの給与をもらっており、給与は半分以下になる。安定を手放すことは不安で怖くてしょうがなかった。試用期間で打ち切りになるかもしれない。天職だと思っていた心理カウンセラーが過信でうまくいかないかもしれない。

何よりも東京行きを決めた時、妻とは婚約中でもあり、2人で家庭を築いていくことを考えると、収入面でより安定している方がいいに決まっている。

念願の心理カウンセラーとして経験が詰める現場が見つかったが、どうしたらよいかわからなかった。妻に東京行きの話をすると、

「お金のことで心配はあるかもしれないけど、今の話もらったところに行ってみたらいいじゃない。うつの社会復帰を支援したいっていうあなたのやりたいことと一致しているし、カウンセラーの先輩方もたくさんいるし。心理カウンセラーのことをたくさん経験させてもらって、学べる場所だと思うし行った方がいいと思うよ」

妻も理解してくれ、躊躇していた背中をポンと押してくれた。あらためて覚悟が決まり、精神疾患専門の就労移行支援事業所での転職が決めた。

復職支援（リワーク）カウンセラーとしての第一歩を踏み出したのだ

２０１６年4月。転職前日まで看護師として働き、終電に飛び乗って東京入りをした。翌日には眠い目をこすりながら初出社したのを覚えている。ようやくカウンセラーとしてのスタートラインにたどり着いたことに喜びでいっぱいだ。

勤務初日はうつリワークを利用しているメンバーに挨拶をし、プログラムの流れを見学しながら理解をしていく。

メンバーは朝10時のプログラム開始に合わせて、はきはきと挨拶をしながら事業所に集まってくる。だいたい20人くらいだろう。

一見して30代~40代が多く、皆経験豊富でバリバリ仕事をしているように見え、うつで働けなくなった人には全く見えないのだ。

メンバーの業種は金融、ＩＴ関連、営業、事務、士業、その他専門職など様々で、休職中の人もいれば離職して社会から長く離れている人もいる。

休職や離職した理由は、対人関係や長時間労働、仕事の重圧、家族関係、喪失体験などそれぞれ違う。だが、

「仕事で上司がきちんと指示をくれなかったし、きつくあたってきたから」

「同僚が怠けて仕事をしないで私が全部抱えなければいけなかったから」

「会社や上司が悪かったから」

と他責傾向の人が多いのが特徴的だ。

はたまた、業務上の注意をされると、

「上司が私のことを嫌っていて、周りから仕事できないやつだと思われている」

と、事実にないことを深読みしすぎて仕事に行きづらくなっている人もいる。

「仕事のことを考えると緊張して夜眠れなくなる」

「朝から気持ちが落ち込んで家から出られない」

という人もいる。怒りがコントロールできなくて同僚とトラブルを起こした人もいる。それぞれの生きづらさを抱えたメンバーを見て、

「数年前にうつで苦しんでいた私と一緒だ。その苦しさがわかるから他人事とは思えない。そんな私が本当にメンバーの支援ができるのだろうか。精神障がいと診断されているメンバーと私が似ているってことは…、やっぱり私も精神障がい者なのだろうか。うつの症状はおさまっていても、どこかは普通ではないのだろうか」

と、過去の自分と重ねる度に、胸がザワつき苦しくなる。


メンバーひとりひとりが鏡となり、嫌でも自分の精神的な弱さや未成熟な部分と向き合わざるをえないのだ。例えば、メンバーが母親に依存して思い通りにならないと全て母のせいにする関係性についてケースミーティングをしていると、

「母子分離できていないし、あらゆる選択を母親に委ねて自分で責任がとれていない。そうい

うところが課題だよね」とスタッフ内で見立てを立てていると、過去の私自身に言われているようでその言葉が突き刺さる。

注意散漫で突拍子もない行動をするメンバーに対して、「大人の発達障害の傾向があるかもしれない」と検討している時も、自分にも当てはまる部分があり指摘されているようで不安にもなる。うつ当事者でもある私がうつで苦しむ人を支援することは、自分の向き合いたくないこころの弱さを突き付けられ、その度に何度も逃げたくなるのだ。

だが、私はカウンセラーになることを絶対に辞めたくはなかった。妻を東京に引き連れてまでカウンセラーとしての経験を詰める場所を選んだのだから、逃げずに私の中で起こる動揺と向き合って働き続けることにした。

入職して数ヶ月経つと復職支援プログラムも任せてもらえるようになった。疾病理解を促すプログラム、生活習慣の改善を促すプログラム、ヨガやストレッチなどの運動プログラム、集団認知行動療法プログラムなど、心身両面からの復職支援のノウハウを実践しながら身につけていく。

プログラムを準備しながらうまくいかずに苦しくなる時もあったが、先輩方にフォローしてもらいながら一つひとつ身につけた。そして半年後には正社員として採用されることになり、カウンセラーとして仕事を得て生活ができるようになった。

正社員になって一安心をしていると、また大きな転機が訪れる。突然、代表から近くのカフェでお茶をしようと誘われた。直接、代表が話をすること自体珍しいし、どうしたのだろうと思いながらカフェに向かう。

代表からは今後の方針について話をしたい、とのことだった。話を伺うと、

「来年度、医療クリニック併設のリワーク精神科デイケアを立ち上げる。新規事業になるのだけど、米桝さんが中心になってプログラムだけでなく、リワーク全体の運営を担当してほしい。まだ開院までは半年くらいあるから、それまでに全プログラムを覚えて、事業所全体の業務の流れをしっかり覚えて準備をしてもらいたい」

突然の話であったのでびっくりした。まだ復職支援の仕事も十分に覚えられていないから尚更だ。

「まだ仕事も教えてもらいながらだし、独り立ちもしていない段階でクリニック立ち上げなんてできるかどうか心配だけど…。半年はある。準備をすればできないわけではない。

いつかは復職支援を行うデイケアや施設を作ることができれば…との願いもあったので、できる限りのことをやってみよう」

不安は少なからずあった。だがクリニックを立ち上げて1年以内で安定運営させるまでにしようと覚悟を決めた。開院に合わせて新規スタッフも2名追加され、私を含めて3人で開院準備を進めていく。

私が中心となり、全体の業務運営、プログラム開発やスタッフ教育、必要物品準備、広告発送などオープンに向けて進めていく。開院前のテナントビルには何も物がなく殺風景であったが、診察室の机や椅子、ロッカーなど必要な備品を揃えていくと次第にクリニックへと形づくられていく。

2017年3月、予定通りクリニック併設の精神科リワークデイケアが無事に開院した。

1日でも早く安定運営ができるように、スタッフ教育からプログラム運営、勤務管理、備品準備、パソコンや通信機器のセットアップ、ミーティング運営、インテーク面談やメンバーとの個別面談。

外部機関との調整、採用面接、診療補助、受付事務…数えたらきりがないができることは何でもやり、目まぐるしく毎日が過ぎ去っていく。リワークデイケアを立ち上げた時は利用者が数名であったが、半年を過ぎたあたりから毎日20人以上の人たちが利用するようになった。

立ち上げてから1年間で約30人がリワークプログラムを受けて、元にいた職場へと復職していった。リワークデイケア立ち上げと安定運営の軌道に乗せるミッションはクリアし、「私もうつで職場復帰ができなくて、リワークのような適切な支援プログラムがなくて苦労した。精神的な不調を抱えたとしても安心して社会復帰できる場所を作りたいという願いがようやく達成することができた。

これからのクリニックは、プログラム内容の改善や運営の効率化などブラッシュアップの段階。リワークでこれからも働いていくこともできるけど、より多くのうつで苦しんでいる人の力になれる方法はないのかな」

「私のうつを克服した体験をもっと生かすことはできないだろうか。就労支援事業所やデイケアで職場復帰をしたとしても、就労が定着するには周りの理解やフォローが絶対に必要である。社会全体がうつや精神疾患について理解が深まり、うつになっても生きやすい社会になればいいのだろうけど」と、私は次の目標を模索していた。

日本には100万人以上のうつ患者がいる。そして年間2万人以上の人が自らの命を絶っている現実がある。うつは個人の問題でもあるのだが、複雑化した現代社会全体の問題でもあるのだ。身体障がいのように目に見える生きづらさであれば、周りも困っていることを理解してフォローしやすいだろう。

しかし、精神疾患や精神障がいは目に見えないから、どのように関わったらよいのかわかりづらい。どうして仕事ができないのか、会社に行けないのか、落ち込み苦しんでいるのかがわかりにくいのだ。

何に困っているのかがわからないから、周りの人もどう対応したらいいかわからず、不安や偏見などになりやすいのかもしれない。

私はもっと社会がうつへの理解が深まり、お互いに手を取り合い生きやすい社会になってほしいと思う。

私はリワーク業務を続けながら、うつで苦しむ人のために私に何ができるのだろう…、と真剣に考え続けた。うつ病リワークで直接支援できる人は多くて数十名である。

しかし、うつで苦しみながらも適切な支援を受けられていない人、潜在的なうつを抱えている人は想像以上に多いことが想像できる。うつで苦しむ当事者だけではない。家族や支援者にとってもどのように関わり、支えたらいいのかわからず困っている人もたくさんいるだろう。

うつで苦しむ人のために力になるための方法がないかを探し続けた。

私はこれまでうつに関連する心理学の書籍は数多く読んできた。うつや不安、緊張をなくすテクニック的な本、うつ病の症状など教科書的な本は世の中に出回っている。

だが、うつを克服した当事者の人生を振り返って経過を追った本は少ないのだ。どうしてうつになったのか、どういうこころの痛みや生きづらさがあるのか、どうやって抜け出したのか、うつを克服したモデルケースがあまりないのが現状だ。

だからこそ、私のうつ体験を書籍化すれば同じようにうつで悩む人に克服までのモデルケースと希望を与えることができるのではないだろうか、と思いはじめた。

私の体験が公表されれば、うつの実態が掴めるきっかけになるだろう。うつを患った人が私の体験を読めば「苦しんでも生きてきた人がいるのだ」と、勇気や希望を与えるきっかけになるかもしれない。

うつを克服した過程を知ることで、うつから抜け出すヒントが得られるかもしれない。

私の体験を重ね合わせて読み、うつの苦しみの正体が理解できてホッとする人もいるかもしれない。うつで苦しいのは自分だけではないと安心する人もいるかもしれない。

人によっては書籍を読むことで、涙を流し、こころの痛みが癒されるきっかけになるかもしれない。うつを支える家族や支援者にとっても、

「うつってこんなこころの動きがあるのか」「普通に見える人でも生きづらさを抱えることもあるんだ」「うつで仕事や学校に行けなくなる人の気持ちはこういうことなのか」と、うつの人の生きづらさが理解できるようになるかもしれない。

また、医療者や支援者にとっても私のモデルケースが、うつの治療や支援の検討材料にもなるかもしれない。私のもがきながら克服した体験の中に、うつの理解や抜け出すためのヒントが詰まっていると信じている。

うつになっても生きやすい社会になってほしい。

その思いだけで、私は自分の半生を振り返り、原稿を書きはじめた。当初はフルタイムで、リワークデイケアの業務をやりながら、執筆をしていた。

だが、うつで死にたいくらい苦しかった時期をもう一度振り返り、文章にするには相当の時間と精神力が必要でもあった。

そのためリワークデイケアと執筆の両立は困難であったため、全てのリワーク業務を引き継ぎ退職して、執筆活動に専念をすることにした。

私にとってうつは苦しいことでもあったがそれだけではない。私に生きる目的、使命を与えてくれたギフトでもある。

私の悩み苦しみながら生きてきた経験を社会に還元しようと、個別カウンセリングや講演、そしてこの本を出版するなど、「うつになったとしても、生きづらさを抱えても生きやすい社会をつくる」ことを目標に私は自分の人生を歩みはじめた。

抜け出すヒント⑩ 自分にＯＫを出して自分を大切にする

看護学校の合格が決まり、社会復帰への道筋が見え始めた頃から、うつで遠回りをしながらも再出発をしようとしている生き方を少しずつ受け入れられるようになった。

「今はうつで苦しくて動くことすらままならない。それは事実。同級生は仕事をしたり、家庭を持ったり充実そうにしているけど、私はまだ仕事だってできる状態じゃない。経済的にも精神的にも独り立ちしていないのに結婚など考える段階ではない」

「今はデイケアに通って遠巻きながら、看護師資格をとればいい。私には私の人生のペースがあるから、きちんと一歩ずつ前に進もうとしているからこれでいいのだ。時間がかかってても社会復帰すればいいじゃないか。こんな自分で、こんな生き方でいいや」

こう開き直ってしまうと地に足が着き、気持ちが楽になった。長い人生の旅路、周りと比較する必要もないし、周りと一緒じゃなくてもいいと自分にＯＫサインを出し、自分を許すことをしてみたのだ。

今では、「父が早くに亡くなって苦しいこともあった。うつになったりもした。でもその結果、こころの痛みや生きづらさも理解できるようになった。うつを克服してカウンセラーになることだってできた。辛い出来事だったけど、うつになることも人生に必要なことだったのかもしれない」と思えてしまうくらいだ。

そうやって、いいことも悪いことも成功も失敗も、自分の生き方に「それでいいよ」と、肯定をすることで自分を大切にできるようになっていけるのだ。

そしてもう一つ。話をする時や意見、希望を伝える時は、できるだけ主語をＩ（私は）にする癖をつけた。相手の期待や役割を担おうとすると、主語がＩ（自分）ではなく、ｙｏｕ（あなたは／あなたたちは）になりやすいのだ。

例えば「あなたに今回のイベントで◯◯をやってほしい」とお願いされたとする。今までの私は「（本当は忙しいからやりたくないし別に適任がいると思うけど）プロジェクトやチームに必要なことだからやります」と、相手や組織を優先しすぎていた。

自分の希望や気持ちを伝えて、嫌なことを断ることができていなかった。そのため相手の要望や意見を全て引き受けて自分が我慢し続けるため、こころが苦しく窮屈になっていったのだ。

私は相手を優先させることが癖付いてしまっていたので、できるだけ「私は…」と自分の気持ちや希望、やりたくないことを明確にして伝える努力をしていった。

例えば、「イベントとしては◯◯した方がいいのはわかります。ただ私は××も抱えているし、他にやりたいこともある。他に適任がいると思うので、今回は控えさせていただくことはできないですか」

と、相手の事情も考えつつも、自分の意見や気持ちをきちんと伝える練習を繰り返したのだ。

「好き」「嫌い」、「やりたい」「やりたくない」と自分に素直になるようにしたのだ。そして、本当に嫌なこと、やりたくないことは断る練習もした。

依頼を断ると、「なんでだよ」と信頼を失うのではないか思っていたが、断ってみると「ああ、そうなのか」とすんなりと受け入れてもらうことがほとんどだった。

依頼してきた人は「じゃあ別の人を探してみるよ」と、私以外の人でもよいこともあるのだ。私が全て引き受ける必要などなかったのだ。

そして、断ったからと言って、嫌われて、人間関係が壊れてしまうこともなかった。自分の気持ちを表現すること、断ることを繰り返して練習していく。

すると次第に「自分の気持ちを言ってはいけない」「断ってはいけない」という考えが私の強迫的な思い込みであることに気づいたのだ。

またカウンセラーに転職を決める時も同じようにＩ（私）の意思を尊重するように気をつけた。母や兄は「まだうつから回復して数年だから早いとも思う。実家の側にいてほしい」と反対していた。

しかし、私は、「将来に対して不安はあるし、うまくいかないこともあるかもしれないけど、東京に出てカウンセラーとしての勉強をしたい。挑戦してみたい」と、家族や誰かの期待のために生きるのではなく、自分のために生きる選択をするようにしたのだ。

評価や判断の基準を周りではなく、己の価値の中に見出し、人生のハンドルを自分で握るようにしたのだ。自分の人生は自分で決めて実践していくことで、自尊心は自然と培われていく。

こころからやりたいことを試行錯誤しながら達成していくことで、自信がついていくのだ。

そうすると「自分が望んだ生き方をしてもいい」と、自分の存在価値も少しずつ認められるようになり、うつや生きづらさと距離をおけるようになり気づけば疎遠になっていったのだ。

コラム①

●適切なうつからの社会復帰のプロセスを踏むこと

精神疾患で離職・休職をしている方の復職支援において、復職支援ハンドブック（中村 美奈子／著）によると、復職までのステップは以下の段階を追って準備をすすめればよいとされている。

（1）健康管理

治療と休養に専念し、心身の回復と安定を目指していく。生活のリズムを一定にして、睡眠や食事が安定してくると日中の活動をできる時間を増やしていく。

（2）自己理解・現実的な思考

自分はなぜ休職したのか、原因はなにかを理解していく。休職前の働き方、人間関係、何にストレスを感じたのかなどを分析して再発防止策を立てていく。

(3) 対人関係・コミュニケーション

職場や日常生活においてのコミュニケーションの特徴を理解し、仕事や日常生活でストレスが溜まりすぎないコミュニケーションの方法を練習する。

(4) 業務遂行

マルチタスクや報告・連絡・相談、スケジュール管理や合理的なコミュニケーション、休息の取り方など長く働くためのトレーニングをする。

これらは就労移行支援事業所やリワークデイケアの復職支援の現場でも、社会復帰に向けてのステップとして活用していたものだ。健康な体づくり、その上で自分を見つめ直してこころの改善を図り、社会復帰に向けてリハビリテーションをしていくのだ。私がうつにから社会復帰までのプロセスを振り返ると、偶然にも上記の過程を辿っていることに気づいた。

(1) 健康管理

まず東京から故郷の新潟に帰り、安全な場所へ逃げて症状が落ち着くまでしっかり休んだ。その後、精神科デイケアに通い起床・就床のリズムの改善に取り組んだ。生活リズムが整ってくると、徐々に日中にできることが増え、新しいことにも興味関心が湧くようになってきた。そして食事内容の改善、運動習慣の改善を図り健康な体を取り戻した。

(2) 自己理解・現実的な思考

基本的な生活リズムが習慣化して症状が落ち着いてくると、うつになったのは周りのせいではなくて、自身の考え方や行動パターン、生き方そのものに原因があると自己理解が進んでいった。

悲しみを押し殺していたこと、自立を急ぎ頑張り過ぎたこと、存在価値を見出せずに期待や役割に応えようとしすぎたこと、異性関係から後悔や自責を繰り返したこと、他人任せにして生きてきたこと、精神発達が未熟で自立ができてなかったこと、自他の境界線を引けていなかったこと、基本的な生活リズムのセルフマネジメントができていなかったことなど、うつになったのは自分自身が原因であることをよく理解することができた。その上で、同じことを繰り返してうつが再発しないように対策をしっかり検討し、実践を繰り返した。

(3) 対人関係・コミュニケーション

自宅療養が長くなると社会に出ることやコミュニケーションに自信がなくなっていた。私はまず、精神科デイケアに通って医療スタッフや他の利用者さんとのコミュニケーションから慣らしていった。その後、看護学校に通い、同級生とのコミュニケーションの機会を増やしていった。その中で自分が疲れない適度に他者との距離感や対人関係の築き方を学んでいった。

(4) 業務遂行

看護実習がよい社会復帰前のリハビリテーションであった。患者さんと関わる中で教員や病院スタッフへの報告・連絡・相談を練習する機会を持つことができた。看護師は複数人の患者を受け持ちながら業務をこなすためマルチタスクになりやすく、優先順位をつけながら動く練習にもなった。

約1年かけて業務遂行の練習を詰むことができたため、就職後も調子を崩すことなく安定して働き出すことができた。

私は知っていてこのようなステップを踏んだわけではない。たまたま偶然なのである。復職支援の仕事をして振り返ってみると、適切なステップを踏んでいることがわかったのである。そのおかげもあって、しっかりとうつ症状も改善して社会復帰意をしている。

うつ症状の改善や社会復帰には睡眠、食事、運動、身体面、心理面、業務面など多面的かつ総合的なアプローチが必要であるのがわかる。すぐに改善するわけではなく、心身両面から長期的なアプローチが大切だ。私自身が身をもって適切なステップを踏めば社会復帰も実現可能であることを実感している。


そして適切な支援だけでなく、何よりも時間が必要なのだ。うつで休職する場合、2週間や1ヶ月の休職診断を出されることがあるだろう。しかし休息をするだけで職場復帰、社会復帰ができるわけではない。休息してから職場に戻るまでのリハビリテーション、そして職場復帰してからも安定して働ける状態を維持するためのリテンション期間が必要なのである。

私の場合はうつの診断を受けてから職場復帰して安定するまで約5年かかっている。それだけ時間も必要であるし、再発や再燃をしないように慎重に進めていく必要があることを理解していただければ幸いだ。私のうつで苦しみながらも社会復帰を実現した事例が、1人でも多くの方の役に立つことを願っている。

コラム②

●うつが私に教えてくれたこと

私にとってうつとは、自分が無視し続けた激しい感情や生きづらさ、自信のなさ、ストレス場面からの逃走欲求などが表面化したものであった。私が苦しいうつ状態から抜け出すことができたのは、うつになった原因を把握でき、これらの人生の課題に向き合うことができたからである。

人生の課題を乗り越えていく中で、これまで自分を苦しめていたパターンと異なる生き方を選択することでうつの悪循環から抜け出せたのだ。また、うつを抜け出せたのには愛してくれた祖母の存在も大きい。祖母の支えもあって看護師資格を取得して再就職をする社会復帰のイメージを持つことができた。

過去を後悔し続けるよりも、未来を描いていくことに視点をずらすことができたのがよかったのだ。うつの痛みを根本から和らげてくれたのは内服薬ではなかった。社会復帰に向けてデイケアに通い生活リズムを取り戻したこと、看護実習で自信をつけたこと、自立をして精神的な成熟を目指したこと、他人任せにしないで自分の人生を取り戻して自信と慈愛を育てたことがうつの克服につながっていた。

うつは私にたくさんの警告サインを教えてくれた。私はうつになり「死にたい」と思うことで、ボランティア活動や寮生活、会社などストレスフルな環境から逃げ出すことができた。実家に逃げ帰ることで人生を立て直す期間をもつことができた。

うつの苦しみが「歩みを止めなさい」「休みなさい」「仕切り直しなさい」と、こころの痛みを表現してくれていたのだ。あのまま頑張り続けていたら命を失っていたかもしれない。

うつで会社を辞めてドロップアウトしてからは社会人失格の落伍者の烙印を押されたようであり、生きることさえ諦めたくもなった。しかし、その苦しい時期があったからこれからの何十年と長い人生、どう生きていくのかを見つめ直すきっかけにもなった。

うつで苦しみ乗り越えて社会復帰した経験があるからこそ、復職支援やカウンセラーとして仕事ができているのだ。私にとってはうつの経験は強みであり、ギフトとさえ思えている。うつは私にこれからどう生たらよいのか教えてくれていたのだろう。うつは自己成長や自分の人生を取り戻すためのきっかけを教えてくれるサインであった。

うつの真っ只中の時はうつを憎いとさえも思っていた。だが今、私はうつがあったお陰で、
・命を守ることができた。

・無視し続けたこころの声に寄り添うことができた。
・自分を認めて受け入れ、愛することができた。
・祖母の愛を感じることができた。
・同じようにうつで苦しむ人のために働きたいという人生のテーマが見つかった。
・生きているだけで幸せと感じられるようになった。
と思えている。うつはあってはならないものや悪者ではない。私の人生において必要なプロセスであったかもしれない。「自分を育て直す」「人生を総点検して自分を取り戻す」きっかけだったのだ。

うつを乗り越えていく主役は「親」「カウンセラー」「医師」ではなく「私自身」であり、自分で自分を癒していく長い長い道のりだ。止まない雨はないし、明けない夜もない。雨も夜もあって当然の自然現象であるように、うつもまた長い人生において生きていくための必要な現象なのかもしれない。

うつを1人で向き合い続けるのは、苦しくて諦めてしまうこともあるだろう。だからこそ医療機関やカウンセラーなど専門家のガイドを借りながら治療を進めていけばよいだろう。

その中でうつはあなたの人生にどんなメッセージを教えてくれているのか耳を傾けることができれば、何かが変わるだろう。

おわりに

うつになっても生きやすい社会へ

うつと共に生きた当事者として、うつは本当に病気なのだろうか、と疑問に思うことがある。

私の場合は父が亡くなった後も悲しめなかったこと、家族に迷惑かけてはいけないと過剰に頑張りすぎていたこと、誰かの期待に応えようと自己犠牲を繰り返していたこと、母に不信感をもち安心感を持てなかったこと、奔放な異性関係を繰り返す自分を責め続けたこと、社会人としてのセルフマネジメント能力が欠けていたことなど、人生の課題が積み重なった結果、うつになったのであった。

一般的なうつや双極性障害の症状（憂鬱感、全身の倦怠感や食欲異常、睡眠障害、吐き気や便秘などの食欲不振、身悶えるような感情の揺れ、否定的な観望、希死念慮、性的な逸脱）はあった。こういった症状は内服治療で治るものと思っていたが、症状を緩和して紛らわせてくれるだけで、根本的な解決にはつながらなかった。

あくまでも対症療法だ。うつの苦しみは耐え難く、魂が引きちぎれるほどの痛みだ。苦しみの最中は誰かのせいにすることしかできなかった。

しかし、うつ症状が落ち着いてきてからは私の否定的な物事の捉え方や、自傷的な行動パターンを繰り返していたことに気づき、自分を大切にできていなかったことがわかったのだ。

うつは、その生き方を繰り返せばいつか自分を滅ぼすおそれがあるぞ、という警告でもあり、生き方を考え直すきっかけを与えてくれるガイドでもあった。うつの苦しみは生命として生き残るための魂の叫びでもあったのだ。

私は何度も迂回して遠回りをしては道に迷った。時には人を傷つけて後悔も重ね、器用には生きられない自分に愕然としたこともある。しかし、どのエピソードも父の死から20年間かけて自分の人生を取り戻すまでの大切な、大切なプロセスであった。

私に限らず、うつになった原因は発症直前のストレスイベントだけではない。例えば親との関わりが良好ではなかったことが影響して他者との信頼関係が築きにくくなることもあるだろう。親に教えられた価値観に縛られ生きづらくなったりすることもあるだろう。

誰かの期待に応えようと頑張りすぎてしまい苦しくなることもあるだろう。安心を感じられなくて、誰にも頼れず孤独を抱え込むこともあるだろう。

反対に安心を感じたくて奔放な異性関係に依存してしまうこともあるだろう。人によっては不快な感情や考えから逃げたくて、アルコールや薬物に依存する人もいるだろう。

朝起きて出社するという生活リズムが崩れて会社に行けなくなることもあるだろう。私には価値がないと空虚感におそわれてしまうこともあるだろう。周りの人は私のことを悪く言っているに違いないと、相手の気持ちを深読みしすぎて人間関係をこじらせている場合もあるだろう。いじめで傷つけられて生きる希望さえもてなくなることもあるだろう。


そういった何らかの要因が十二単のように積み重なった結果がうつ状態なのだ、というのが当事者としての実感である。様々な要因が積み重なってコップに水が少しずつ溜まっていき、溢れ出た時にうつとして発症するというイメージでもある。


うつから抜け出していくにはストレス状況から離れることは当然だが、自分を苦しめている物事の捉え方や行動パターン、価値観への介入が重要なポイントだ。

そのためにはまず自分がどうしてうつになったのかを理解していくことが肝要である。苦しかった出来事を振り返るのはとてもつらく、苦しい時もある。人によっては思い出したくないことや、気分が悪くなって調子を崩してしまうこともあるだろう。

しかしうつになった要因を明確にしていくことで、根本的な対策を検討できるようになる。表面的なストレスマネジメントでうつを無くすというよりは、うつを繰り返すパターンを見つけ出し、これまでと違う生き方をとれるようになることが、うつ症状を繰り返さないために大切である。

書店では『イライラが一瞬で消える』『ストレスを消す』『折れない心をつくる』『不安が消える方法』などの本が多く並んでいる。

こういったストレス対処方法を学ぶこともメンタルヘルス上、科学的にも実証されているため有効な方法であるだろう。だが不安やイライラを悪いものとしてなくそうとすることは、一時的にネガティブな感情をなかったものにして対処しているだけでもある。

『うつの傷口』に消毒や排膿などの根本的処置をせずに、絆創膏を被せて紛らわせているようなものだ。日常的な小さなストレスであればそれでよいかもしれない。

しかし根深い傷に絆創膏を幾重にも重ねることで、傷口は化膿してより病状は悪化していくだろう。ストレス対処という絆創膏はあくまでも一時的であり、うつ症状につながる物事の捉え方や対人関係パターンは変わらずそのままだ。

そのため、似たようなストレス場面に出くわせば、同じように苦しくなることが容易に想像できる。人によっては心の苦しさとして表現されずに頭痛や肩こり、吐き気、腰痛、便秘や下痢といった身体症状で表面化することもある。

ストレスから逃げても逃げても再発を繰り返すおそれはある。うつで苦しんだ過去に向き合うことは当時の感情を思い出すことでもあるので痛みを伴うこともある。

根本的なうつの原因と向き合うことは、抵抗や回避が起きやすく、都合よく解釈して目を逸らしたくなるものだ。

うつになったのは会社のせいだ、親のせいだ、と誰かのせいにして自分を守り傷つくことを避けることもあるだろう。

それだけ自分と向き合うことは簡単そうで難しいことなのだ。

私は自分自身と向き合い続け、20年間かけてうつの最も苦しかった時期を克服して、今がある。だからといって「もう憂鬱になることはない。毎日が幸せ。」というわけでもない。今でも時に憂うつで苦しくなる時もあれば、心が重たくて消えてしまいたくなる時も実はある。

この原稿を書いている時は特にそうだ。記憶を巡らせながら執筆をしているのだが、その時の出来事だけではなく悲しみや怒り、絶望、不安などのこころの痛みも再び沸き起こってくることがあるのだ。感情を止められなくて涙を流しながら文字を綴っていることもある。当時の記憶を思い出しながらつらくてしんどい、消えてしまいたいと思うこともある。

「うつを克服した」「うつを乗り越えた」「うつを抜け出した」といっても、完全にうつがなくなるわけではない。うつの闇が以前よりも和らぎ、幸せも生きづらさも含めて生きていけるようになる、そういう言い方の方が正しい。

今でも再発がないというわけではない。うつの1番苦しい時期を抜け出したから、完全に治ったというわけでもない。とても悲しくて、つらかった時の感覚がフッと湧き上がってくることはこれからもおそらくあるだろう。

この原稿を書きながら、死にたいくらいに苦しくてたまらないことがあった。最近、我が家に長男が生まれたのだが、出産1ヶ月前に妻とお腹の子供は里帰り出産で東京から妻の実家に帰ったのだ。

家に帰れば妻とご飯を食べながら他愛もない話を何時間もして、お腹の子どもに話しかけて胎動があれば「キックしたね」と幸せを感じられた日常が、突然1人になってしまったのだ。

里帰り中は数か月一人暮らしになり、ある程度の寂しさがあるけれども、何とか耐えられるだろうとは思っていた。だが、妻とお腹の子どもが里帰りで私のそばから離れたことが引き金になり、父が亡くなった時の記憶や喪失感がブワッと蘇ってきたのだ。

父ががんで亡くなり、当たり前だった幸せな日常が突然なくなったことと、妻とお腹の子どもが実家に帰ってしまいいつもの日常が送れなくなったことが重なってしまったのだ。

父を亡くした時の感覚がフラッシュバックしてきたのだ。寂しさ、悲しさ、悔しさ、孤独、絶望感が湧き上がり暴走し続けたのだ。父が亡くなった時と同じように「助けて」って言いたいのに誰にも言えずに息苦しくもなってきたのだ。

そして息も吸えず、全身に力が入らなくなり床に倒れ込んでしまった。結局、どうにもならずに救急車で運ばれ緊急入院をした。

医師からは胃腸症状と過度のストレスでの過呼吸状態とも言われた。突然フラッシュバックした過去の喪失体験に耐えられず、助けてと言えなかった苦しみから息ができなくなっていたのだろう。

そしてこの時、呼吸ができずに苦しい状態にありながらも、自分の身体や症状に目を向けて何を私に訴えているのか耳を澄ました。

直感的ではあるが父親が亡くなってから「助けて」と言いたくても何度も飲み込んで我慢していた私に対して、「これまで1人で強がって生きてきたけどもう限界だから生き方を変えろ。誰かを頼らないとこれから生きていくのは苦しいよ。生き方を変える時だよ」と、メッセージを突きつけられているようでもあった。

私は救急車が到着するまでの間に、人生で初めて親友に「しんどい、助けて」とメールを送った。誰かに「助けて」と叫ばなければ死んでしまうと思ったからだ。

友人にSOSのメールを送ると「いつでも聞くし病院に駆けつけるよ」と言ってくれて、1人じゃないと思えて気持ちが楽になったのだ。そして退院してからゆっくり話を聴いてもらい、親友に救われるということがあった。

うつは克服した、乗り越えたと思っても突然形を変えてあらわれることもある。それがいいとか、悪いとかではない。必要があるから〈うつ〉という症状で何かを私たちに教えてくれようとしているのかもしれない。

私はこの本を通して、社会に対してうつの理解をより深く広めたかったのだ。うつになった人のこころの過程を伝えたかった。

うつや生きづらさを抱えた人に対して、まだ社会は腫れ物を触れるような偏見や、どう関わったらいいかわからず困ることが多々あるだろう。しかし、うつは既に個人の問題ではなくて社会全体で考えていく問題だ。社会全体がうつへの理解が深まることで、どう関わっていけばいいのかは少しずつ見えてくるのではないだろうか。


だからこそ私の事例、モデルケースを公表したかったのだ。身体障がいであれば生きづらさは目に見えやすい。だからこそ必要な支援も想像しやすいだろう。しかし…精神疾患やメンタルヘルス上の不調は目に見えないところで生きづらさを抱えている。

だからわかりづらい、いやわからないのだ。相手が何に困っているのか、何がつらいのかわからなければ、どう助けたらいいのかわからない。わからないこそ「怖い」「不安」「私とは違う」という風に思われるのかもしれない。
そんなうつや精神的な不調への理解が深まらない社会の現状に対して一石を投じたかったのだ。
執筆中にうつで苦しかった生死の境目を再体験しながらも、「なぜここまで苦しい思いをして書いているのだろう…。書かなければいけないと突き動かされているのだろう」と、不思議でしょうがなかった。

執筆も大詰めになり全体像が見えてきた頃、ふと「もしかしたら遺書なのかもしれない。書き終わったら私はこの世を去ってもいい」と、それくらいの覚悟で執筆していることに気づくこともあった。

何度も書くのをやめようと思うことはあったが、当事者でもありカウンセラーでもある私だからこそ、20年間の心の過程を表現できると信じて、ようやくここまでたどり着くことができた。

誰もが私と同じようなうつの過程を辿るとは限らない。だが、共通する部分は少なからずあるだろう。私の事例を題材にして、うつなどの精神疾患、生きづらさを抱えた人たちの理解がより深まってもらえれば幸いである。

そして私の父の死のように、誰にでも起こりうることがきっかけで、誰もがうつになるおそれがある。他人事ではないのだ。

そして、皆好きでうつになっているわけではない。ちょっとしたことがきっかけで生きづらさを抱えてしまうのだ。

うつになったとしてもしっかりと治療や休息をとって再出発できる社会、共に支え合い生きていける寛容な社会になってほしい。

うつになっても生きやすい社会を目指して…この本がうつで悩み、苦しむ人の支えになることを切に願っている。

米桝　宏

著者略歴

米桝 宏（こめます ひろし）

1983年新潟県上越市生まれ。

東京学芸大学教育学部人間福祉課程N類カウンセリング専攻卒。

看護師・産業カウンセラー・認定心理士。

15歳多感な時に最愛の父親をがんで亡くす。家族を支えねばと幼心ながら頑張りすぎ25歳でうつ病に。内服治療だけでは思うように改善せず、うつと向き合い人生の立て直しを図る。うつ克服経験を生かし、東京にて医療機関併設のリワークデイケアの立ち上げに携わり、多くの復職・社会復帰を支援。現在はUtsuReCo（うつりこ）を設立、うつになっても生きやすい社会をめざして個別相談や講演活動を行っている。

●著者ホームページ：https://utsureco.com

うつのこころ 抜け出すヒント
生きづらさを抱えたカウンセラーの克服体験

著　者	米桝 宏
発行者	池田 雅行
発行所	株式会社 ごま書房新社 〒101-0031 東京都千代田区東神田1-5-5 マルキビル7F TEL 03-3865-8641（代） FAX 03-3865-8643
カバーデザイン	（株）オセロ 熊谷 有紗
印刷・製本	倉敷印刷株式会社

ISBN978-4-341-08749-4 C0047